Heinz Spranger

Ressourcen Integrativer Regulationsmedizin – Medizinische und Medizinnahe Salutogenese

Gesundung im Beziehungsraum zwischen Patient und Heilberufler

Diplomica Verlag GmbH

Spranger, Heinz: Ressourcen Integrativer Regulationsmedizin - Medizinische und Medizinnahe Salutogenese: Gesundung im Beziehungsraum zwischen Patient und Heilberufler. Hamburg, Diplomica Verlag GmbH 2014

Buch-ISBN: 978-3-95850-516-2
PDF-eBook-ISBN: 978-3-95850-016-7
Druck/Herstellung: Diplomica® Verlag GmbH, Hamburg, 2014

Bibliografische Information der Deutschen Nationalbibliothek:
Die Deutsche Nationalbibliothek verzeichnet diese Publikation in der Deutschen Nationalbibliografie; detaillierte bibliografische Daten sind im Internet über http://dnb.d-nb.de abrufbar.

© Diplomica Verlag GmbH
Hermannstal 119k, 22119 Hamburg
http://www.diplomica-verlag.de, Hamburg 2014
Printed in Germany

Anteile dieses Textes sind Grundlage für PowerPoint-gestützte Vorträge des Autors in 2005 und 2011 als Medizinischer Leiter des Kollegs für Gesundheit und Entwicklung Schloss Seggau bei A-Graz, Österreich. Sie wurden zum Positionspapier ‚Medizinnahe Förderung von Gesundungsressourcen – Salutogenese in der stationären Westlichen Medizin und Pflege‘ der Akademie für Medizinnahe Bildung / Bildungswerk Wolfsburg AKADEMEDICUM, der online-Präsentation im Rahmen des Interuniversitären Kollegs A-Graz / Schloss Seggau, und zu der Publikation innerhalb des Projektberichtes Spranger H und Hommel HR (2012) ‚Medizinnah Integrierte Salutogenese‘, GRIN-Verlag München. ISBN: 978-3-656-26065-3.

VORWORT

Die Auseinandersetzung mit Medizin ist so alt wie die Menschheit selbst. Im nomadischen Leben betrifft sie das Überleben des Einzelnen, der Gruppe und der Art. Gesundheit war dabei ein „schicksalhafter" Auswahlfaktor. Die Gruppe musste Hilfe und Pflege leisten, um zu bestehen. Mit der Sesshaftigkeit von menschlichen Gemeinschaften wurden diese Aufgaben noch ausgeprägter; dazu kam mehr Wissen über Hygiene. Gesundheit wurde mehr und mehr Determinante für Lebensqualität; sie betraf mehr als das Überleben. Als zweite Determinante des Lebens ist Krankheit zu nennen, als ein Signal für Lebensrisiko. Auf der gedachten Strecke zwischen beiden Determinanten findet man Ressourcen zur Gesundung.

Medizin und Medizinnahes korrigiert, substituiert oder triggert Krankheit hin zu Gesundheit oder, in Anbetracht unvermeidlicher Einschränkungen, zu Lebenszufriedenheit. Dafür ist konventionelle Medizin unverzichtbar; sie kann teilweise durch komplementäre Ansätze entlastet werden. Komplementäre Heilkunde ist als Kombination von standardisierbarem „technischem" Vorgehen und psychologischer Kompetenz zu verstehen, die wissenschaftliche Beschäftigung mit ihr bedeutet, Nutzen, Risiken und Grenzen ihrer Anwendung zu kennen.

Eine biologisch, psychosomatisch und sozial orientierte moderne Medizin – gleichgültig, ob konventionell oder komplementär – baut auf regulationsbiologisches Wissen auf.

Das Interuniversitäre Kolleg, dessen Medizinischer Leiter Heinz Spranger, der Autor dieses Buches, ist, führt in dieser Hinsicht seit Jahren hochwertige Forschung und Entwicklung durch; Ergebnisse werden in internationalen Fachzeitschriften publiziert. In der Regulationsmedizin legen wir Wert auf das individuelle Gespräch, die Beziehung zwischen Klient/inn/en und ärztlichen und auch nicht-ärztlichen Heilberufler/inne/n, den Einsatz von natürlichen Gesundungsstrategien, die Stärkung der Eigenverantwortlichkeit und die Schulung zur Selbsthilfe.

Es ist das große Verdienst des Autors dieses Buches, innerhalb unseres Kollegs die Integration gesundheitserhaltender und gesundheitsfördernder Regulationsmedizin nicht nur für Mediziner/innen, sondern auch für Angehörige medizinnaher Berufe beforscht, beschrieben und weiterentwickelt zu haben. Dieses Buch ist eine hervorragende Einführung in die biomedizinischen Grundlagen des Medizinnahen und ist richtungsweisend für die gesundheitswissenschaftliche Beschäftigung mit regulativen medizinischen Verfahren.

Prof. Dr. Dr. P. Christian Endler
Leiter des Interuniversitären Kollegs für Gesundheit und Entwicklung
Graz / Schloss Seggau, Österreich
Im April 2014

...

1 INHALTSVERZEICHNIS

2 ABSTRACT

Medizin und Medizinnahes fußen auf Pathogenese. Krankheit wird behandelt und krankhafter Zustand gelindert. Medizinische Behandlung ist symptomatisch geordnet. Die bio-, psychosoziale Medizin nach dem Zweiten Weltkrieg suchte hingegen einen anderen Ansatz: Psychosomatische Medizin kam aus Forschung und Entwicklung in die Hochschullehre. Gesundung und Gesundheit wurden und werden heute nach den humanen Ressourcen der Menschen beurteilt. Das israelisch-amerikanische Konzept benutzt die (neologistische) Bezeichnung ‚Salutogenese'. Darin liegt also ein anderer Ideenansatz in der Medizin. Der Name ist das Programm, das wir medizinnah integrieren. Dieses pointierte Gesundheitsverständnis dazu gehört in die Kategorie der Regulationsmedizin.

Regulationsmedizin fordert Umdenkprozesse.

- Der Lebensstil in einer überalternden Industriegesellschaft erfordert gänzlich andere gesundheitspolitische Antworten als nur bessere Pharmazie und hochtechnologisierte Medizin. Es benötigt qualifizierte Patienten, die sich krankheitsvermeidend und gesundheitsfördernd verhalten.
- Das ist verbunden mit der gesundheitspolitisch bedeutenden Frage, wie wir zukünftig mit lang andauernden, chronischen Erkrankungen umgehen, die in hohem Maße durch Stress einerseits und individuellen Lebensstil andererseits beeinflusst werden.
- Der erschreckende Anstieg chronischer, lang anhaltender Erkrankungen ist nämlich weder auf Zufall noch auf geheimnisvolle neue Krankheitserreger zurückzuführen. Um die Lebensqualität von chronisch kranken Menschen nachhaltig zu verbessern, bedarf es der Verständnisänderung in den Lebenswissenschaften.
- Chronische Erkrankungen sind komplex, aber vielmehr eine simple somatische Antwort auf den typischen Lebensstil und emotionalen, mentalen und körperlichen Dauerstress in der Industriegesellschaft. Wir bewegen uns zu ungünstig, nehmen über unsere Nahrung zu viel Energie auf, werden über neue Medien permanent mit Reizen überflutet, stehen dank Globalisierung permanent unter starkem Leistungsdruck, auch emotional und mit existenziellen Ängsten verbunden.
- Die in den letzten Jahren geleistete Wissenschaft und Entwicklung in der Neurobiologie, der allgemeinen und medizinischen Stressforschung, der Psychoneuroimmunologie, der komplementärmedizinischen und der so genannten Placebo-Forschung haben wertvolle Erkenntnisse erbracht. Die Bürger unserer Gesellschaft fragen sich häufiger als vorher, was sie selbst für sich tun könnten, um wieder gesund zu werden, oder um zumindest eine Linderung ihrer Beschwerden herbei zu führen.
- Die Frage nach dem Selbstengagement, zu gesunden, wird auch einerseits innerhalb der medizinischen Fakultäten unserer Universitäten und auch andererseits bei den Anhängern diverser komplementärer oder unkonventioneller Therapieverfahren, so gut wie kaum beantwortet.
- Diese Frage wird auch weder in der Schule, noch von Ärztinnen und Ärzten noch von Krankenhäusern beantwortet. Auch nicht-ärztliche Heilberufler wie Praktiker, therapierende Homöopathen oder Bewegungstrainer beantworten diese wichtige Frage gewöhnlich nicht. Sie praktizieren ihre medical wellness, ihre Manipulation und ihre wellness-Applikation. Auch Mediziner zeigen in der Regel nicht, was der Mensch aufgrund seines Fremd- und Selbst-Bildes tun kann, um sich zu entsprechen.

Diese Publikation wendet sich daher an alle, die sich mit dem Paradigmenwandel von Pathogenese zu Salutogenese präventiv, therapeutisch und rehabilitativ auseinander setzen.

3 SCHLÜSSELBEGRIFFE

Gesundheit Health is a state of complete physical, mental and social well-being and not merely the absence of disease or infirmity. Verfassung der Weltgesundheitsorganisation (WHO) und der Pan American Health Organisation (PAHO). Gesundheit behandelt das Wohlergehen.

Krankheit bedeutet Funktionsstörung, Schwäche, Leiden Not eines Organs, der Psyche oder des Organismus. Die Übergänge zwischen „Gesundheit" und „Krankheit" sind fließend.

Gesundheit und Krankheit sind **konzeptionelle Begriffe** und beobachterabhängig.

Ätiologie beschreibt die Ursache der Entstehung einer Veränderung. Stellmechanismen sind Korrelation (*Correlatio*), der Ursache-Folge-Zusammenhang (*Contributio*) und der kausale Zusammenhang (*Causa*).

Unter den Aspekt der Krankheit und des Leidens wird der mit naturwissenschaftlichen Methoden erfassbare Ablauf eines Krankheitsprozesses als **Pathomechanismus** bezeichnet.

Analog zu dieser Beschreibung bedeutet **Pathogenese** den Zusammenhang zwischen biologischem Schaden, dem zeitlichen Lauf der Entstehung einer Krankheit und die Disposition eines Individuums, zu erkranken. Die kausale Pathogenese beschreibt die Zusammenhänge zur Ätiologie. Die formale Pathogenese behandelt die funktionellen und strukturellen Krankheitsprozesse im Individuum, die Veränderung an den Organen und ihrer Funktion im Ablauf einer Krankheit. Die psychosomatische Medizin versteht unter Pathogenese ferner eine durch Einschränkung der individuellen Handlungsfähigkeit bedingte Leidensentstehung. Dabei wird das Ziel verfolgt, Verständnis für die Funktion biopsychischer Regulationsprozesse zu erlangen und patienteneigene Kompensationsfähigkeiten zu fördern.

Salutogenese wird in kontradiktorischer Definition zur Pathogenese sowohl als Empfehlung für Mediziner benutzt, als auch als Rahmenkonzept diskutiert, das sich auf die Faktoren und dynamischen Wechselwirkungen bezieht, die zur Entstehung und Erhaltung von Gesundheit führen. **Gesundheitsvorsorge** beinhaltet vorbeugende Maßnahmen, wirkt als vorausschauende Problemvermeidung.

Gesundheitswesen wird als Begriff behandelt, der mit politischer und öffentlicher Argumentation einer Beschreibung des äußerst komplexen Gesundheitssystems zur Krankenversorgung und Gesunderhaltung dient. **Gesundheitswirtschaft** umfasst neben der stationären und ambulanten Versorgung Kranker und der Vorbeugung gegen Krankheiten bei Gesunden unter anderem auch die Herstellung von Arzneimitteln und Medizinprodukten, die Wellness- und die Fitnessbranche.

Medizin stellt sich heute als praxisorientierte Erfahrung aus der Logik von allgemeinen Naturwissenschaften, Biologie, Psychologie und Sozialem mit dem Ziel von Vorbeugung, Heilung, Linderung von Beschwerden und der Wiederherstellung körperlicher und geistiger Fähigkeiten dar. Ärzte und nichtärztliche Therapeuten haben Recht und Pflicht zur umfassenden Intervention im partnerschaftlichen Verhältnis zu ihren Klienten und Patienten.

Medizinnahe Berufe beinhalten Aufgabenfelder nichtärztlicher, helfender und pflegender Berufe, dokumentierender und labortechnischer Berufe, gesundheits-technischer Berufe und Assistenzberufe und sind sehr unterschiedlich aufgebaut. Ihr praktischer Einsatz ist zwar beruflich formalisiert, wird aber stetig und individuell den Belangen der Patientenbehandlung und den Erfordernissen der Medizin angepasst.

Medizin und Medizinnahes stehen den Klienten und Patienten der Heilberufler sowohl in ambulanter, als auch in stationärer Form zur Verfügung.

Unter **ambulanter Diagnostik und Therapie** ist die Konsultation von Ärzten und nicht-ärztlichen Heilberuflern im Rahmen niedergelassener Berufsausübung zu verstehen, oder im tagesklinischen oder teilstationären Bereich.

Von einem **stationären Aufenthalt** wird gesprochen, wenn die Klienten / Patienten vor und nach einer Operation im Krankenhaus für mindestens eine Nacht bleiben. Dies ist der Fall bei größeren operativen Eingriffen oder wenn aufgrund fehlender Betreuung zu Hause kein ambulanter Eingriff bzw. keine andere medizinische Anwendung durchgeführt werden kann.

Eine **stationäre Behandlung** ist eine medizinische Maßnahme, um die Heilung eines Patienten von seinem Leidensgrad zu gewährleisten, den Gesundheitszustand zu verbessern oder einer möglichen Verschlechterung seines Zustandes vorzubeugen. Bei der stationären Behandlung erfolgt ein Aufenthalt des Patienten in einem Krankenhaus oder einer anderen medizinischen Einrichtung. Aus dieser Logik heraus, getragen von der ärztlichen Indikation, bemisst sich die reale Aufenthaltszeit. Die stationäre Behandlung wird in der Regel aber erst dann angeordnet, wenn durch ambulante Behandlungen oder häusliche Krankenpflege nicht der gewünschte Heilungserfolg erzielt werden konnte.

Ambulante und stationäre Untersuchungen und Behandlungen zeigen wichtige **Schnittstellen**, abhängig von den unterschiedlichsten Gesundheitssystemen. In den Industriegesellschaften stehen mehr Spezialambulanzen und Versorgungszentren zur Verfügung. Der personelle multiprofessionelle Vorhalt im Team, im Zusammenwirken verschiedener Berufsgruppen (Ärzte, Psychologen, Pflegekräfte und Sozialarbeiter) und eines multimodal-komplexes Behandlungsverfahren (verschiedene Therapieverfahren werden passgenau und flexibel für den individuellen Genesungsverlauf zusammengestellt) sollen einen wichtigen Beitrag zur Rehabilitation und Reintegration des erkrankten Menschen in das häusliche Umfeld gestatten.

Die früher nicht-berufliche Hilfe und Pflege schwacher und kranker Angehörigen einer Gemeinschaft wurde im Verlaufe der Zeit über ihren moralischen Ansatz zur ethischen Einstellung. Aus der Quelle von Fürsorge und Nächstenliebe sind zunächst die medizinischen Assistenzberufe, heute die professionellen Dienstleistungsberufe der Pflege, entstanden. Ihre Leistungen sind im weitesten Sinne medizinnah.

4 EINFÜHRUNG

Die Idee vom gesunden Menschen ist nicht für sich allein wahrhaftig und verständlich.

> In der Antike haben europäische Denker das permanente Erobern und Sichern des Menschen gegen schädigende krankmachende Einflüsse auf einer gedachten Verbindung zwischen Gesundheit und Krankheit mit dem Begriff ‚neutralitas' verbunden.

> So verstehen sich also sanitas (vollkommene Gesundheit), aegritudo (vollkommene Krankheit) und die dazwischen liegende neutralitas als drei entscheidende Qualitäten des Lebendigen.

Manifestationes

Qualitates sunt tres, scilicet sanitas, egritudo et neutralitas

Gesundheit und Krankheit sind somit Determinanten auf der Strecke der ‚neutralitas'.

> Das Mischungsverhältnis zwischen Gesundheit und Krankheit macht die körperliche und psychische Gesundheit des Menschen aus.

Das Verständnis für Krankheit steht im Lichte der psychosomatischen Medizin.

> Es ist darin begrifflich erfasst, dass nicht ein Teil des Menschen erkranke, sondern der Mensch mit Geistigem, Körperlichem und Seelischem. Kranksein sei ein Transformationsprozess. Jede Krankheit sei ein kasuistisches Original. Nicht das Ziel, sondern der Weg und die Fähigkeit zu neuer Gesundheit werde durch Therapie erprobt.

Ein Krankenkassensystem führt die medizinische Organisation.

> Es stellt sie der Beurteilung von medizinischen und medizinnahen Wissenschaften und Praxis seit dem Ende des 19ten Jahrhundert unter die Decke von deutschen Sozialgesetzen. Das deutsche Kaiserreich wurde damit weltweit Vorreiter beim Aufbau eines staatlichen Gesundheitssystems, das bis heute vielen anderen Ländern als Vorbild dient. Die für das System zuständige Gesetzliche Krankenversicherung basiert auf dem Solidarprinzip: Ein Versicherter zahlt seinen Beitrag gemäß seiner Einkünfte und erhält Leistungen nach seinen gesundheitlichen Bedürfnissen, also unabhängig von der Höhe der Einzahlungen. Diese Bedürfnisse richten sich nach dem Grad seines Krankseins.

Die Grundlage der Krankheitsbehandlung ist allgemeine Akzeptanz.

Das bedeutet, dass im Fokus der Anamnese, Befunderhebung, Diagnostik, Therapie und Nachsorge diejenigen Symptome stehen, die medizinischen Handlungsbedarf ausmachen. Allerdings sind Art und Umfang der Leistungen gesetzlich geregelt. Sie müssen „ausreichend", „zweckmäßig" und „wirtschaftlich" sein, eine Behandlung darf „das Maß des Notwendigen" nicht überschreiten. Auf diese Weise reguliert die Menge von krankmachenden Symptomen das Ausmaß der heilberuflichen Versorgung. Die Versicherungen neben diesen gesetzlichen (so genannte private Krankenkassen) machen keine Ausnahme. Auch sie sind auf Kranksein zentriert. Deshalb ist das allgemeine Verständnis der Klienten ärztlicher Kompetenz auf Behandlung zentriert. Patienten haben darüber hinaus das Bedürfnis nach umsorgender Heilberuflichkeit bis zu denjenigen individuellen Stadien, in denen sie sich wieder symptomfrei gesund fühlen. Die beste Gesundheitsversorgung ist deshalb ‚Krankenbehandlung' mit dem Ziel einer Heilung.

Wissenschaft, Forschung und Entwicklung des Gesundheitssystems beruht ursprünglich auf dem Krankheitsbegriff.

Die Medizintheorie spiegelt darin Lebensvorgänge inclusive ihrer Dispositionen und Symptome an Individuen und ihrem Organismus. Das ist unabhängig vom individuellen Wissen, Willen und Krankheitseinsicht, wenn sie letal oder lebensverkürzend sind, subjektiv unmittelbar mit Missempfindungen oder Leiden verbunden sind, eine generelle Unfähigkeit zur Reproduktion beinhalten und/oder eine generelle Unfähigkeit zum Zusammenleben mit Menschen beinhalten. Sterblichkeit, Altern, Schwangerschaft, Kindheit, Schlaf sind nicht krankhaft.

Aus Schmerzempfindung ergibt sich keine Befindenswertung.

Die Qualität der Empfindung ist nicht wissens- und willensabhängig und nicht willentlich manipulierbar. Das Kriterium Schmerz ist unabhängig von den Überzeugungen und Absichten des von ihm Betroffenen, damit also auch von seinen Werten und Wertungen. Die Krankheitsdefinition übernimmt jedoch diese Wertung nicht. Biochemische, funktionelle und morphologische Veränderungen im Gehirn können wie negative Lernerfahrungen wirken, die durch Wiederholungen von akuten Schmerzen chronifizieren. Somit können krankhafte Veränderungen der Signalverarbeitung im Nervensystem ein Schmerzgedächtnis verursachen oder verstärken.

Pathogenese beschreibt die Entstehung und Entwicklung einer Krankheit.

Die Definition von Krankheit beinhaltet alle daran beteiligten Faktoren. Dieser mit naturwissenschaftlichen Methoden erfassbare Ablauf eines Krankheitsprozesses kann homolog kausale, heterologe und komplexe ursächliche Begründungen haben. Häufig kommen auch mehrere Ursachengruppen zusammen, die dann zu dem Krankheitsbild führen.

Salutogenese beschreibt die Entstehung und Entwicklung von Gesundheit.

Dieser Neologismus beschreibt die Gesundungs-Perspektive vorrangig nach den Bedingungen von Gesundheit und nach Faktoren, welche die Gesundheit schützen und zur Unverletzlichkeit beitragen. Die Frage nach den Wirkfaktoren für die Erhaltung von Gesundheit stellt der sozialwissenschaftliche Promotor in den Mittelpunkt seiner medizinischen Wissenschaft und Forschung. [*Antonovsky A (1979 und 1987): Hauptwerke „Health, stress and coping: New perspectives on mental and physical well-being" und „Unraveling the mystery of health. How people manage stress and stay well", Ed San Francisco, Jossey-Bass].* Salutogenese als ein Kunstwort wurde aus ‚salus‘ (lat.) und ‚genesis‘ (griech.) formuliert. Die gesundheitswissenschaftliche und gesundheitspolitische Diskussion kritisiert bekanntlich eine rein pathogenetisch-kurative Betrachtungsweise und stellt ihr die Perspektive einer stufenweisen Gesundung gegenüber. Die Frage, warum Menschen gesund bleiben, soll Vorrang vor der Frage nach den Ursachen von Krankheiten und **Risikofaktoren** bekommen.

Gesunden zur Gesundheit

Sowohl laienhafte Vorstellungen, als auch Darstellungen der Historiker der Medizin und humanökologischer Perspektiven setzen allerdings ihre großen Hoffnungen auf die **Lebenswissenschaften**. Darin sind biomedizinische, psychosomatische und auch sozialmedizinische Parameter enthalten. Sie tragen die Kennzeichen der Humanbiologie und sind deshalb zur **Regulation** fähig. Jede Regulation wird aus Ressourcen gespeist, um ein Initial zu finden und einen beständigen Ablauf zu haben.

Salutogenese sucht nach Ressourcen für Gesundungsstufen.

Schadensfreiheit, Reversibilität von initialen Schäden und weiteren Anpassungen werden angezielt. Deshalb sind in dieser Anschauung sowohl unbewusste, als auch bewusste Schadens-Vermeidungen enthalten. Alternativ dazu sucht der Mensch Adaptation auf der Grundlage von biologischen, psychologischen und sozialen Grundlagen. Darin sind viele bio-, psycho-soziale Faktoren enthalten.

Sowohl der Gesamt-Organismus, als auch die Organe benötigen im Zusammenhang mit (kurzfristigen, langfristigen und wiederholten ökologischen Reizen) biologische Anpassungen der physiologischen Reaktionsbreite. Psychologische Anpassungen werden im Rahmen von täglichen Auseinandersetzungen sowohl mit dem Fremdbild, als auch mit Selbstbild gefordert. Sozialmedizinische Adaptionen sind therapeutisch und rehabilitativ zur Einstellung auf die Beurteilung von Auswirkungen auf die Umgebung und die Gemeinschaft gefragt.

Der Umgang mit Ressourcen soll Kohärenz erzeugen.

Medizinische und medizinnahe Empfehlungen sind häufig formal. Klienten und Patienten sollen sich ihnen aber verständnisgerecht selbst hingeben können. Daher müssen die Empfehlungen zielgerecht und in sich logisch, zusammenhängend und nachvollziehbar sein.

Die Lebensorientierung gründet sich auf das Kohärenzgefühl.

Das ist eine globale Orientierung, die ausdrückt, in welchem Ausmaß man ein durchdringendes, andauerndes und dennoch dynamisches Gefühl des Vertrauens hat auf die Stimuli, die sich Verlauf des Lebens aus der inneren und äußeren Umgebung ergeben. Sie sollen strukturiert, vorhersehbar und erklärbar sein und daraus Ressourcen zur Verfügung stellen, um den Anforderungen, die diese Stimuli stellen, zu begegnen. Diese Anforderungen sollen Herausforderungen darstellen, die Anstrengung und Engagement lohnen. Darum müssen sie als subjektive Empfindungen verstehbar, handhabbar und zu bewältigen sein. Sie müssen für alle Beteiligten am Gesundungs- und Gesundheitsgeschehen bedeutsam und sinnhaft sein.

Das Leben verlangt Anpassungsfähigkeit.

Darunter versteht man die Fähigkeit eines Lebewesens zu Veränderung oder Selbstorganisation. Sie weist einerseits auf eine umstellungsfähige und wenig festgefahrene Bindungs- und Verhaltensstruktur hin. Andererseits zeigt sie den beständigen Lernmechanismus im Sinne der flexiblen Erweiterung eines menschlichen Aktionsraumes, um Handlungsalternativen in Entscheidungssituationen umzusetzen. Ohne Adaptivität ist Wechselwirkung zwischen Personen oder ihrer Umgebung nicht möglich. Insofern beschreibt sie das Potential, das durch die zur Verfügung stehenden Handlungsspielräume und erreichbare Handlungsgeschwindigkeit charakterisiert.

Leitungskompetenzen den Klienten und Patienten gegenüber werden erwartet.

Ärztliche und nicht-ärztliche Heilberufler müssen Patienten führen können. Heilberufler sind keine Manager. Dennoch ist für sie wichtig, ein gutes Grundverständnis von Aufgeschlossenheit gegenüber Managementmethoden aufzubauen. Neben den wissenschaftlichen, praktisch-fachlichen Kompetenzen sind vor allem auch die kommunikativen und interaktiven Fähigkeiten zu betonen und zu erhalten. Es geht dabei um die Herstellung einer Balance, wie Bedingungen selbstbestimmt und zum Nutzen der Patienten eingesetzt und auf diese übertragen werden. Neben modernen Führungskonzepten, Managementmethoden sowie gesundheitsökonomischen und betriebswirtschaftlichen Grundlagen fokussiert die Medizin insbesondere auch die soziale Dimension bei der Führung, sowie die Interaktion mit anderen Persönlichkeiten aus dem Umfeld.

Die Stärkung des Verständnisses medizinisch notwendiger Intervention wird erwartet.

Jede Selbstregulation des Menschen bedarf der biologischen, psychologischen und sozialen Stabilisierung, um die medizinisch notwendige Behandlung positiv zu begleiten. Es geht um Achtsamkeit, Entspannung und Veränderung des Lebensstils. Dabei hängt es von dem Menschen selbst ab. Die Basis für einen Erfolg der Methode ‚Ordnungstherapie‘ ist die innere Haltung, sich selbst wahrzunehmen. Dazu gehört die Fähigkeit der Menschen zur Achtsamkeit sich selbst gegenüber. Erst dann beschäftigt sich das medizinische Konzept konkret mit den Themen Ernährung, Bewegung, Entspannung und Stressvermeidung, den Interaktionen und Beziehungen zwischen Gehirn, Geist, Körper und Verhalten.

Der Wissenschaftsansatz ‚Risiko‘ bestimmt Prävention und Rehabilitation.

Die Kenntnis um gelebtes Risiko hat nicht nur individuelle Selbst-Gefährungen zum Gegenstand der Anamnestik, sondern auch die durch Mensch-Umwelt-Beziehungen heraufbeschworenen Befunde. Die Integration von externen Gefährungen (‚Hazard‘), Verwundbarkeit (‚Vulnerabilität‘) und Widerstandsfähigkeit (‚Resilienz‘) wird zur Grundlage der medizinischen und medizinnahen Sorge um Klienten und Patienten.

Moral und Ethik in der Medizin drohen, von Nutzenanalysen eines allein ökonomischen Prinzips abgelöst zu werden.

Von praktischer Bedeutung für Medizin und Medizinnahem ist die Würde des Einzelnen, des Heilberuflers, des Klienten und des Patienten.

Unzählige Menschen verdanken dem medizinischen Fortschritt der letzten Jahrzehnte ihr Leben oder zumindest Linderung und Aufschub schwerer Leiden. Doch lösen die technischen Errungenschaften auch Unsicherheit und Ängste aus. Viele erschreckt die Vorstellung, ihr Lebensende an medizinischen Apparaten, Schläuchen und Kanülen zu verbringen, ohne dass dies ihrem Wohl, ihrem Willen und ihrer Würde entspricht. Die Gesellschaften gehen sehr unterschiedlich mit Sterben, Tod und Trauer um.

Jede Kulturgesellschaft hat dazu andere Bezüge. Medizin ist in die zeittypisch etablierten Kulturen eingebunden. Die biologische Grundlage des Wissens sagt, dass alles Lebendige altert, stirbt, zerfällt, und irgendwann einfach weg ist. An der Grenze des individuell Biologischen fängt das Glauben an. Das Ego des Humanen kann sich seine endgültige Auslöschung nämlich nicht vorstellen. Die pragmatische Erklärung des Nichts kann auch nicht Jeden überzeugen und über seine Zeit erhalten. So etwas wie eine Leben überdauernde Seele hat zwar niemand dingfest machen können, obgleich man gerne davon angetan wäre. Es ist Gott selbst, der dem Menschen die Ahnung von Ewigkeit „ins Herz gepflanzt hat", heißt es im biblischen Buch der Weisheit, das auf König Salomon zurückgehen soll. Aus sich selbst heraus sei der menschliche Geist nämlich unfähig, etwas so Unvorstellbares zu denken. Diese Singularität führt den Menschen von seither.

Zum Menschenbild gehört von Anbeginn der Menschheit an deshalb ein strukturierter Glauben, um reine furchtgetränkte Fantasieprodukte, die das Verstehen der Welt belasten, zu kompensieren. Die Angst vor dem Tod soll genommen werden, um die lebenden Menschen zu stärken.

Der Medizin und dem Medizinnahen obliegt es, diese letzte vom Menschen erwartete und von hoher Sensibilität geprägte Grenze in humanem Bewusstsein mitzugestalten.

5 ANSATZ DER GESUNDUNGSREGULATION

Jede theoretische Abhandlung der medizinischen Praxis fußt auf der Unterschiedlichkeit zwischen ambulanten und stationären Versorgungsmaßnahmen von Patienten. Ambulante Praxis ist Vielfalt in Variationen des Heilkundebildes. Sie bestimmt Abhängigkeiten vom aktuellen Geschehensbild und kann erhebliche Divergenzen aufweisen. Eine stationäre Behandlung ist eine medizinische Maßnahme, um die Heilung eines Patienten von seinem Leidensgrad zu gewährleisten, seinen Gesundheitszustand zu verbessern oder einer möglichen Verschlechterung seines Zustandes vorzubeugen. Bei der stationären Behandlung erfolgt ein Aufenthalt des Patienten in einem Krankenhaus oder einer anderen medizinischen Einrichtung.

Die stationäre Behandlung wird in der Regel aber erst dann angeordnet, wenn durch ambulante Behandlungen oder häusliche Krankenpflege nicht der gewünschte Heilungserfolg erzielt werden konnte. Heilungsphasen können eingeleitet werden. Prinzipiell hat der Patient den Vorsatz zu verinnerlichen, Stufen zum Gesundsein selbst zu bestimmen, also sich der Phasen von Gesundung bewusst zu werden. Die dafür notwendigen Informationen bezieht er von seinen ärztlichen und nichtärztlichen Heilberuflern.

Medizinnahe Berufe haben einen wesentlichen Anteil am Gelingen der Gesundung. **Zu dem Medizinnahen gehören Heilberufler, pflegende und helfende Berufe**. Sie sind nicht nur an der Gesundung von Kranken und Behinderten, sondern auch an deren Weg in Rehabilitation und weiterer Prävention beteiligt.

Die Lehre der westlichen Medizin wird vielfach als „Schulmedizin" dargestellt und im scheinbaren Gegensatz zur östlichen Medizin mit deren hauptsächlichen Vertretern in China, Tibet, Indien und Japan gesehen. Populärwissenschaftlich vereinfachend ist jedes Wissenssystem „zu lehren", ob in der Logik oder in der Empirie. Die Behauptung, östliche Medizin würde vornehmlich ‚natürlich Körper und Seele stärken', während westliche Medizin isoliere und bekämpfe, ist häufig vertreten. In der heutigen Zeit findet aber eine Rückbesinnung auf die Wurzeln der Medizinen statt. Dabei wird deutlich, dass das Wissen globalen Austausch erzwingt. Dadurch kommt es zu wichtigen Integrationen unterschiedlicher Ganzheit von Maßnahmen der Befunderhebung, Diagnostik, Therapie, Nachsorge, Prognostik und Rehabilitation. Heute hilft der westlichen Medizin die Förderung von Gesundungsressourcen nach dem Konzept der **bio-, psycho- sozialen Salutogenese**. Sie stellt an die medizinnahen Berufe erfüllbare Anforderungen, dieses Modell der innigen Kontaktgestaltung innerhalb der Riten einer „aura curae" zu realisieren. Leitgedanken sind die Aufbereitung von den für das Individuum aktuellen Informationen und eine **zielgerichtete Zuwendung**, mit der die Bereitschaft zum stetigen pflegenden und helfenden Service innerhalb der Partnerschaftlichkeit zwischen Heilberuflern und Klienten / Patienten signalisiert wird. Die moderne Funktionelle Hirnforschung hat gezeigt, dass im Zentral-Nerven-System befindliche Strukturen positive Übertragungsmechanismen zum **emotionalen Konditionieren** führen. Ärztliche und nichtärztliche Heilberufler sollten ihre eigene „aura curae" um sich herum durch die Summation von Erkennungssignalen verdichten. Dies scheint vorrangig wichtig, angesichts des nur ausschließlich verständnisgerechten Übertragens von rationalen Informationen an Klienten und Patienten.

6 HISTORISCHES

Die Geschichte der stationären Westlichen Medizin und Pflege gestattet eine Übersicht über die historisch zu würdigenden Pfade zwischen medizinischer Versorgung und der dabei einsetzenden Sorge um psychosomatische und psychosoziale Vorsätze. [Die Darstellung stützt sich unter anderem als Kritische Kommentierung auf das allgemeine lexikalische Wissen und deren lexikalische Netzausgaben]. **Wichtig ist, dass in allen Entwicklungen der konventionellen Medizin beständige Ansätze für Gesundungsprogramme enthalten sind. Deren Priorisierung wird gefordert. Die Ermittlung von Ressourcen wird als ärztlicher Inhalt der Heilberuflichkeit verstanden.**

Medizingeschichte ist ursprünglich in der Gestaltung von humanem nomadischem Leben begründet und kommt von dem Instinkt von Hilfeleistung innerhalb der ganzen Gruppe. Ist ein Mitglied der Gruppe nicht bei Gesundheit, hindert es die gesamte Gruppe am Weiterziehen. Die Gruppe musste demnach nicht nur Hilfe, sondern auch Pflege leisten, um als Gruppe zu bestehen und voran zu kommen. Mit der Sesshaftigkeit von menschlichen Gemeinschaften wurde dieser Druck auf Alle noch größer. Mit der Sesshaftigkeit kamen auch wichtige allgemeine hygienische Vorkehrungen zu den Handlungserfordernissen hinzu.

Sanitation

Schadensfreiheit durch Sauberkeit stand an erster Stelle. Erfahrung muss gelehrt haben, dass Stoffwechselkonzentrationen des Omnivoren ‚Mensch' Ansteckungen um ihn herum begünstigen. Leiden und Siechtum liegen beieinander und verlangen nach der Sorge um die an der aktiven Gemeinschaft Gehinderten. Deshalb wurde persönliche Hygiene der Gruppenmitglieder eingefordert. Das erste überlieferte ‚Rezept Seife' stammt aus der Zeit um 2500 v. Chr. Man fand dieses in einer kleinen Stadt in Mesopotamien.

Auf einer sumerischen Tonschiefertafel waren folgende Portionsangaben für die Seifenherstellung in Keilschrift eingeritzt: 1 Liter Öl und die fünfeinhalbfache Portion Pottasche. Pottasche kommt aus der Asche einer Pflanze, die reich an kohlensaurem Kalium war. Beispielsweise gewann man sie damals aus verbrannten Dattelpalmen und Tannenzapfen. Als eigentlich waschwirksame Substanz bildet sich unter anderem Kaliumcarbonat. Das Alkali unterstützte durch Aufquellen der zellulosischen Fasern das Abheben des Schmutzes und gab einen Waschprozess.

Die Befunde über die Sumerer sind wichtig, da hier einerseits zum ersten Mal von einer gezielt vom Menschen durchgeführten chemischen Reaktion berichtet wird und andererseits der erste Hinweis für den Gebrauch der Seife als Reinigungsmittel mit medizinischem Einsatz erbracht wird.

Grobreinigungen sind auch aus dem antiken Ägypten bekannt. So zeigen ägyptische Wandbilder, wie Sklaven Wäschestücke mit Keulen schlagen, um sie zu reinigen. Als fein reinigend und waschwirksam erkannten die Ägypter zusätzlich Soda, das in der Wüste als Mineral, z.B. in ausgetrockneten Salzseen oder als Bodenkruste, gefunden wurde. Soda entsteht aber auch durch Verbrennen von kochsalzhaltigen, also natriumchloridhaltigen Meerespflanzen, wodurch wieder Asche entsteht. Häufig bildete sich bei der Verbrennung von Pflanzen auch eine Mischung von Pflanzenresten mit Pottasche.

In ägyptischen Dokumenten wird weiter berichtet, dass um 600 v. Chr. tierische Fette oder pflanzliche Öle mit Soda vermischt und gekocht wurden. Die eigentliche Waschkraft der Seifen wurde erst später als angenehm erkannt und sogar kosmetisch eingesetzt.

Innerhalb der antiken Kulturen bestand die Auffassung, dass viele Hautkrankheiten mit sichtbaren Manifestationen durch Mangel an Körperpflege entstanden. Aus dieser Erfahrung heraus wurde die Seife als Medizin zur Behandlung von Hautkrankheiten eingesetzt. Seifen wirkten in wässriger Lösung durch Keimverdünnung (sanitizing). Die allgemein übliche Nutzung von Pflanzen und ihren wasserlöslichen Extrakten ergab schließlich eine erkennbare Wirkung durch ihre Bestandteile. Keimverdünnung und Desinfektion erbrachte somit eine Art Medizin, die sich logisch nachvollziehen ließ.

Einfluss des Glaubens

Je fester der Siedlungs-Verbund der Menschen wurde, desto inniger wurden das Verlangen und die Ordnung von Pflichten in der Gemeinschaft. Erst in zweiter Linie kommen (einfache) Glaubens-Grundlagen hinzu: Gesundungsgestörte Menschen hadern mit ihrem Schicksal und interpretieren ihren Zustand als Strafe übergeordneter Macht. Sie suchen nach Rat und finden ihn bei ähnlich Leidenden. Zwischenmenschliche Hilfeleistungen waren und wurden gruppentypisch, weil sie spontan eingefordert und als nützlich erkannt werden.

Mächtiges, kaum Erklärbares und Wissen an der Grenze zur mentalen Kapazität ruft von jeher den Verdacht hervor, übernatürlich zu sein. Deshalb entsteht in jeder Kultur eine große Zahl von Götter- und Götzenbildern. Diese geleiten dann auch zu Heilkonzepten, in welchen die Entstehung von Krankheiten und die Heilung dem Wirken übernatürlicher Kräfte und Ursachen zugeschrieben wird. Agenten von Krankheit und Heilung sind in der theurgischen Medizin (Tempelmedizin) die Vorstellung von Göttern, für magische und animistische Medizinen hingegen die Vorstellung von Dämonen und Geistern. Entsprechend wird dann auch der theurgische Heiler als Priesterarzt vom Typus eines Magiers oder Schamanen unterschieden. Typische Heilstätten sind geweihte Orte oder Tempel, wo der Patient sich kultischen Handlungen unterzieht, um mit göttlicher Hilfe zu genesen.

Das Asklepios-Heiligtum (Asklepieion, Plural: Asklepieia) wurde im 6./5. Jahrhundert v. Chr. in Griechenland von Kranken aufgesucht, in der Hoffnung, dass sie hier der Heilgott im Schlaf heilen und ihnen in Traumorakeln Ratschläge erteilen wird. In ihm fand nach Entrichtung einer Geldspende (Honorar) der sog. Heilschlaf, die Inkubation, statt. Gegen Abend legten sich die Kranken in den hierfür vorgesehenen Räumen auf Liegen (griech. kline; daher der Begriff Klinik) nieder. Tempeldiener (griech. therapeutes) löschten das Licht und mahnten zur Ruhe.

Aus heutiger Sicht haben die psychosomatischen Ursachen vieler Krankheiten, die Bereitschaft und der Glaube der Hilfesuchenden sowie die Ausstrahlung des Ortes sehr wahrscheinlich zu der Wechselwirkung beigetragen, die den Erfolg der Tempelmedizin im Zeichen des Asklepios gewährleistet hat.

Eine öffentliche Bezeugung von körperlichen Berührungen zu Heilzwecken bietet die Bibel des Neuen Testaments. Deren Schriften waren ursprünglich in griechischer Sprache aufgezeichnet worden. Danach wurde fast nicht anders geheilt, als durch Worte und das Händeauflegen. „Laß nicht außer Acht die Gabe, die dir gegeben ist durch die Weissagung mit Händeauflegung der Ältesten" (1. Timoth. 4, 14.) ist ein Hauptsatz der Apostel zum praktischen Gebrauch der Kräfte zum Wohl der christlichen Brüder.

Bei Marcus (16, 18.) heißt es: Gott bezeugte das Wort seiner Gnade und ließ Zeichen und Wunder geschehen durch ihre Hände. Und Gott wirkte nicht geringe Taten durch die Hände Pauli. (Apostelgesch. 14, 3.). „Zu dem Vater Publii auf Malta, der am Fieber und an der Ruhr lag, ging Paulus hinein und betete und legte die Hand auf ihn und machte ihn gesund." (28, 8).

„Und Ananias ging hin und kam in das Haus, wo der blinde Saulus war, und legte die Hände auf ihn und sprach: lieber Bruder Saul, der Herr hat mich gesandt, daß du wieder sehend und mit dem heiligen Geist erfüllet würdest. Und alsbald fiel es von seinen Augen wie Schuppen und er ward wieder sehend." (9.1—18). Wunderheilungen dieser Art gehen davon aus, dass der Glaube helfe. Diese Tatsache ist auch heute relevant durch kontextabhängige Wirkung der Behandlung. Zumeist treffen ein charismatischer Therapeut und ein gläubiger Patient aufeinander. Das ist auch in der modernen komplementären Medizin so. Es verbessert vor allem diejenigen Krankheitsbilder, die von unserem tiefen psychischen Befinden beeinflusst werden.

Erste Krankenhäuser

Zur gesundheitlichen Versorgung ihrer Legionäre bauten die Römer um das Jahr 14 in Aliso (heute bei D-Haltern) eines der ersten Krankenhäuser („Valetudinarium", lat. „valetudo" / „Gesundheitszustand", „Krankheit"). Pflegeeinrichtungen dieser Art sind für die Antike erst seit der Regierungszeit des römischen Kaisers Augustus nachweisbar. Neben den militärischen Valetudinarien gab es auch die zivilen Sklavenvaletudinarien. Vor allem Großgrundbesitzer in Italien ließen solche Einrichtungen bauen, um die Arbeitskraft ihrer teuer bezahlten Sklaven zu erhalten. Vermutlich gab es auch für die Dienerschaft des römischen Kaiserhofes Valetudinarien, die für die privaten Behandlungsräume einiger reicher Familien als Vorbild dienten. Die in der heute deutschen Region gelegenen Valetudinarien wiesen alle rund 60 Krankenzimmer mit je zwei bis drei Betten auf. Badeabteilungen und Aborte mit Wasserspülung gehörten dazu.

Mit der um 370 erfolgten Gründung einer großen Krankenanstalt (genannt Basileias) durch Basileios den Großen in der Nähe von Caesarea (Mittelanatolien) begann die christliche „Hospitalgeschichte". Diese Krankenanstalt hatte mehrere Abteilungen, auf einzelne Häuser verteilt, in denen Reisende, Arme, Alte und Kranke entsprechend dem christlichen Gebot der Barmherzigkeit und Nächstenliebe Unterkunft und Pflege fanden. So entstand eine Art Mischanstalt; vermutet wird, dass die genannte Anstalt wahrscheinlich die erste war, die zur medizinischen Versorgung ausgebildete Ärzte bereithielt.

Zahlreiche Hospize oder Hospitäler entstanden speziell für Pilger. Sie wurden von der Kirche oder von Mönchen entlang der Pilgerwege und an den Zielorten der Pilger im östlichen Mittelmeerraum und in Nordafrika erbaut. Das Hospital war ursprünglich – im Unterschied zum modernen Krankenhaus – ein Schutzraum für verschiedene Gruppen von schwachen, bedürftigen und obdachlosen Menschen, in dem vor allem arme Kranke Zuflucht fanden.

Das Wort Hospital (lat. hospes / Gast), Gastfreund oder Fremder verweist auf das Hospitium (lat. für Herberge), von dem sich die französischen Bezeichnungen „hôpital" und „hôtel" ableiten. Das Hôtel-Dieu bezieht sich, wie etwa in Paris, auf ein Hospital des Bischofs an Kathedralen. [1]

Um 500 wurde der Benediktinerorden durch Benedikt von Nursia gegründet. Der Orden setzte sich für die hippokratisch-galenische Medizin ein. Gleichzeitig entwickelten sich mit den Klöstern auch Behandlungsstätten für Mönche, Wanderer und Arme.
Im 8. Jh. erfolgte dann die Trennung von Heilmittel-Verordnung und Heilmittel-Zubereitung. Damit war die Schaffung der "Apotheke" verbunden.

Später wurden Klostergärten mit Heil-Pflanzen angelegt, so in St.Gallen sowie Fulda, Hersfeld und Reichenau. Klostergärten waren anfangs für die so genannte Selbstversorgung der Klöster aufgebaut, angelegt und erhalten. Im Laufe der Zeit entwickelten sich daraus Heilkräutergärten, also besonders auf medizinische Pflanzen ausgerichtete Anlagen. In ihnen wurden vornehmlich europäische Arzneipflanzen gezüchtet. Die Klostermedizin, die auch als monastische oder Mönchsmedizin bezeichnet wird, breitete sich nach dem Zusammenbruch des Römischen Weltreiches vom 6. bis zum 12. Jahrhundert im lateinischen Abendland aus. Sie ist übrigens grundsätzlich abzugrenzen von der arabischen und der byzantinischen Medizin, die – im Unterschied zur europäischen Klostermedizin – die wissenschaftliche Tradition der Antike systematisch aufnahmen und weiterführten.

Das Christentum setzte Schwerpunkte seiner Wirkungen in der Krankenpflege. Die tätige Nächstenliebe, in der die Liebe zu Gott gleichgesetzt wird mit der Liebe zum Nächsten wird dabei zum zentralen Leitmotiv der europäischen Pflege.

Die Mönchsmedizin begann mit der Klostergründung auf dem Monte Cassino durch Benedikt von Nursia um 529. Die Benediktinerregel macht die Krankenpflege für die Mönche zur christlichen Pflicht. Zur Unterbringung der Armen, Kranken und Fremden gab es in den Klöstern verschiedene Formen der Herbergen:
das Haus für Arme und Pilger (Hospitale pauperum),
das Gästehaus für reiche Pilger (Hospitium),
und das Krankenhaus für Mönche (Infirmarium).

Medizin und Glaubenskultur

Medizin und Medizinnahes entwickelten sich weitestgehend selbstverständlich unabhängig von der Glaubenskultur. Wer dennoch typische Unterschiede feststellen will, kommt nicht umhin, eine persönliche Konstatierung vorzunehmen. Das Primat ist dann nicht mehr die Übereinstimmung in Glaubensfragen. Man kann einige Standpunkte wählen, um daraus Blickwinkel zu entwickeln.
- Der antike mediterrane Glauben ging von der Hohheit des Staates aus. Diese legte nahe, die persönliche Betonung von Beständigkeit, Kraft und Ausdauer als Grundzüge von Gesundheit zu akzeptieren. Analog dazu war die Geistesschulung mit den Idealen verbunden.
- Ähnlich waren die Projektionen zu Gesundheit und Krankheit in anderen Kulturen, sowohl in Ägypten, als auch in Mittel- und Südamerika.
- Die Auffassung der Gott-Könige der in allen Perioden hochentwickelten Maya zu der Gesundheit ihrer Untertanen war geprägt von dem Verlangen nach beständiger Aktivität zum Erhalt ihrer Regierung. Mais- und Kakao-Anbau war handelbar. Handel wurde zum Kernpunkt des Lebens in der Gemeinschaft. Dafür sollten alle gesund bleiben. Das Körperliche und das Spirituelle befanden sich am entgegengesetzten Ende eines von Medizin umgebenen Kontinuums, das den Geistern beim Heilen half. Diese Geister mussten aber beschworen werden. Die Heiler der Maya versuchten in erster Linie, den Fluss der Lebenskraft (Ch'ulel) im Körper auszugleichen. Im Falle

einer Krankheit wurde das Ungleichgewicht zwischen Körper und Geist mit Pflanzen und Kräutern, einer eigenen Form von Massage und Akupunktur, Hydrotherapie und Gebeten behandelt. Der Betroffene blieb aber grundsätzlich in seiner persönlichen Umgebung.

- Der christliche Glauben ist teilbar in alttestamentarische Vorhaltungen zu Gesundheit und neuzeitliche Gesundheitsvorschriften. Krankheit wurde zunächst als Strafe Gottes betrachtet oder als Ermahnung, wie gut es uns eigentlich geht und wie zufrieden wir sein sollten. Kleriker waren mehr mit der Kontrolle der Einhaltung der Gesundheitsvorschriften als mit tatsächlicher Heilung beschäftigt. Der spätere christliche Glaube sah indes Gesundheit als Wert an, der mit allen natürlichen Mitteln zu pflegen war. Das Potential einer gesunden christlichen Spiritualität trägt danach beide – den Patienten und seinen Begleiter. Der Klerus begibt sich dabei in die Geber-Rolle. Diese Rolle steht unter dem Gebot der Barmherzigkeit.
- Für den Buddhisten waren und sind Körper und Geist gleichermaßen mit Leiden behaftet. Sie bilden die Grundlage für die schlimmsten menschlichen Leiden: Altern, Krankheit und Tod. Da wir im Leben aber nur diesen mit Makeln befleckten Körper und Geist zur Verfügung haben, ist es gut, sich um beide zu kümmern. Ein gesunder Körper und eine gesunde Geistesschulung wirkt sich positiv auf das körperliche Wohlbefinden aus und ist das Mittel, um stabiles, dauerhaftes Glück zu erreichen.
- Der Islam geht von der Auffassung aus, dass der menschliche Körper von Allah nur geliehen war. Die Körperlichkeit ist um seines Erhaltes wegen zu pflegen. Betrachtet man die Religiosität als ein wesentliches Instrument der fachlichen Entwicklung, so waren auch die späten arabischen Hochleistungen der Medizin auf den Erhalt der Integrität der Klienten und Patienten gerichtet.

Der arabische Einflussbereich und der im siebten Jahrhundert aufkommende islamische Glauben setzten sowohl Schwerpunkte in der Medizin, als auch in der Gesundheitssorge in Europa. In einer Überlieferung des Propheten Muhammad gilt sie als größte Segnung nach dem Glauben an Allah. Die Gesundheit ist sicherlich eine Gnade, die die Menschen als gegeben hinnehmen. Die Menschen sollten Allah dafür dankbar sein und sollten darum bemühen, diese zu erhalten. Allah habe sie den Menschen für eine vorherbestimmte Zeit ihre Körper gegeben. Er werde sie dafür zur Verantwortung ziehen, zu welchem Zweck Menschen ihre Gesundheit und ihre Körper verwendet haben.

981 öffnete das Krankenhaus von Bagdad. Darin wurde vorwiegend die Behandlung von chirurgisch Kranken und von Augenkrankheiten vorgenommen. Der Krankenhausleiter Rhazes und der persische Arzt Avicenna publizieren in Schriften auch Kinderkrankheiten.
Die Medizin des arabisch-islamischen Mittelalters war der im Abendland geübten zeitgenössischen Heilkunst voraus. Aufbauend auf dem umfangreichen medizinischen Wissen der Inder, Perser, Griechen, des alten Orients und früharabischer Heilkunde der Wüste überlieferten und entwickelten die Araber in der kulturellen und wissenschaftlichen Blütezeit der islamischen Hochkultur zwischen dem 8. und 12. Jahrhundert fundierte medizinische Kenntnisse, die seinerzeit beispiellos blieben. Abendländische Mönche, die Übersetzerschulen in Toledo (Spanien) und die Medizinschule in Salerno (Sizilien) machten die arabische Medizin im Abendland bekannt, bis sie als eine wichtige Grundlage der modernen europäischen Medizin im heutigen Sinne europaweit Bedeutung erlangte.

Neben einer bereits ausgeklügelten Anamnese-Erhebung und einem enormen Heilpflanzenwissen kannten die arabischen Ärzte bereits das Prinzip der „Visite" im heutigen Sinne und moderne Krankenhäuser mit verschiedenen nach Fachrichtungen geteilten

Stationen. Der Einsatz einer Vielzahl von Pflanzen zur Heilung von Kranken spielte eine zentrale Rolle. Kaffee als Herzmittel, in einer Pulverform gegen Mandelentzündung, Ruhr und schwer heilende Wunden, Kampfer zur Herzbelebung oder auch Sennesblätter, Tamarinden, Cassia, Aloe oder Rhabarber als milde eröffnende (abführende) Mittel sind als nutritive Mittel bekannt.

Bei Operationen wurde mit einem Schwamm, der mit einer Mixtur aus Haschisch, Bilsenkraut und Mandragona getränkt war, eine frühe Form der Allgemein-Narkose herbeigeführt, die dann später bis in die europäische Neuzeit hinein über Jahrhunderte vollständig in Vergessenheit geriet.

Im Mittelpunkt der therapeutischen Ansätze stand immer die Einheit von Körper und Geist zu einer angestrebten Gesundheit. So ist es überliefert, dass Musik als therapeutisches Mittel zur besseren Genesung der Patienten eingesetzt wurde. In jedem Krankenhaus des 10. Jahrhunderts zwischen Himalaya und den Pyrenäen war die ärztliche Visite in den verschiedenen Abteilungen eines Krankenhauses zentraler Ausgangspunkt für jede Diagnose. Der Patient wurde nicht nur nach seinem körperlichen, sondern immer auch nach seinem geistigen Wohlbefinden befragt. Darauf basierend wurde dann die individuelle Behandlung und Diät vom Visite führenden Arzt festgelegt. Der berühmteste unter ihnen, der Arztphilosoph Ibn Sina, ist unter dem Namen Avicenna weit über seine Heimat Persien hinaus auch im Abendland bekannt geworden. Um 1025 erfolgte dessen Veröffentlichung mit dem Titel "Kanon der Heilkunde". Er fasste darin das damalige Wissen der Heilkunde zusammen und gab es an das mittelalterliche Europa weiter (z.B. Psychotherapie durch Musik, Heilschlaf durch Opiate, Herzwirksamkeit von Kaffee u.a.).

Im Vergleich zum Abendland, wo das Hospital aus religiösen Motiven weitgehend getrennt von der Medizin betrieben wurde, kam es im Orient relativ früh zu einem medizinischen Krankenhaus: Der Kalif Harun ar-Raschid ließ um 800 eines der ersten islamischen Krankenhäuser errichten. Die Gründung von Krankenpflegeanstalten ist bei den Muslimen religiös begründet; Fürsorge für die Armen und Bedürftigen ist eine Pflicht. Das gesetzliche Almosen (arab. Zakat) ist die Dritte der „Fünf Säulen des Islam". So war die Behandlung der Kranken kostenlos. Es gab in diesen Krankenanstalten, Apotheken, Bibliotheken und fließendes Wasser; ferner hier erstmals in der Medizingeschichte ärztliche Ausbildungen in Theorie und Praxis statt. Laien übernahmen die Krankenpflege. [1]

Medizinische Schulen und Hospitalunterrichte

Zwischen dem 11. und 13. Jh. liegt der Ursprung aller medizinischen Schulen Europas (Montpellier, Paris, Bologna, Padua).

Mit Hildegard von Bingen ist um 1150 eine bedeutungsvolle Heilkunde initiiert worden. Frau von Bingen war als Äbtissin die erste deutsche "Heilkundige" von Rang. Sie schrieb über Krankheiten und ihre Heilung sowie über Naturkunde. Ihre medizinischen Vorstellungen basierten auf Volksüberlieferungen und Klostermedizin. Die Klöster waren übrigens auch Zentren der Heilkunde und antiker Textüberlieferung. Hier wurden überlieferte Texte gesammelt, zum Teil aus dem Griechischen ins Lateinische übersetzt und vor allem zur Vervielfältigung abgeschrieben. Wichtige klösterliche Übersetzungszentren waren das süditalienische Monte Cassino, Sevilla, Reichenau am Bodensee und das englische Kloster Wearmouth. Klöster spielten aber auch eine Rolle in der medizinischen Versorgung ihrer Mitglieder und der ihnen nahe stehenden Laien. Die ausgebauten Klosteranlagen waren mit Heilkräutergärten, Krankenpflegezimmern, Ärztehäusern und anderen speziellen

Räumlichkeiten dafür ausgestattet. Die klösterliche Medizin endete im Jahr 1130 mit dem Konzil von Clermont, auf dem das ärztliche Praktizieren für Mönche verboten wurde. Wenig später wurde ihnen und dann auch den anderen Geistlichen ebenfalls die medizinische Ausbildung untersagt – sie sollten sich wieder verstärkt auf ihre geistlichen Aufgaben konzentrieren.

Dem Bautyp des Hospitals im Mittelalter lag die Idee zugrunde, die Unterkunftsräume der Insassen in eine gute Verbindung mit der Kapelle zu bringen. Diese Hospitäler dienten damit sowohl dem Heil der Seele als auch dem des Leibes. Es gab vorwiegend den sogenannten Hallentyp, aber auch Anlagen mit Einzelzellen. Die Städte eröffneten zur Bekämpfung von Seuchen, vorwiegend Lepra (Leprosenheime-Gutleute-Haus), Blattern (Pocken) und Pest (Schwarzer Tod) eigene, außerhalb der Stadt liegende "Isolierhäuser".
Die Sorge um das Wohl der Mitmenschen wurde den Tertiariern, dem sogenannten "dritten Orden" des heiligen Franz von Assisi (1182-1226) aufgetragen. Diese waren weltliche Mitglieder, die eine stark verminderte Anzahl von Gelübden abgelegt hatten und nicht in Klöstern, sondern in ihrer bisherigen Umgebung lebten. Eine solche Tertiarierin war Elisabeth von Thüringen (1207-1231), nach der sich fünf verschiedene Kongregationen der Elisabetherinnen benennen.

In der Geschichte der Medizin und der Krankenhäuser spielt die Seuchenzeit eine große Rolle. Um 1280 berichtete man vom Baubeginn des Lübecker Heilig-Geist-Hospitals, eine der ältesten Sozialeinrichtungen, zugleich Seuchenstation. Die Notwendigkeit dazu ergab sich aus den ankommenden Seuchen. Innerhalb von wenigen Jahren starben in der Pestepidemie 1350/52 fünfundzwanzig Millionen Menschen am "schwarzen Tod". Es wurden wichtige hygienische Maßnahmen gegen die Pest entwickelt, wozu "Pesthospitäler" gehörten, Grenzsperren, Anzeigepflicht und Verbrennung von Gegenständen aus der Umgebung, die nicht abzustreifen waren. Bis zum Ende des 18. Jahrhunderts musste mit dem Ausbruch neuer Epidemien gerechnet werden. Weitere Seuchen waren Lepra, Typhus und Syphilis sowie später Cholera. Andere wichtige Krankheiten des Mittelalters waren Pocken, Scabies, Tuberkulose und Durchfallerkrankungen verschiedener Ätiologie. Zur Abtrennung ansteckender Krankheiten entstanden Quarantäne- (quaranta = 40 Tage) Stationen, zuerst auf Inseln, später auf dem Festland (isola - isolieren!). 1500 brach in Italien die Syphilis in Zusammenhang mit der Belagerung und Eroberung Neapels aus. Parallel dazu nahmen die Verantwortlichen in Padua den Klinischen Unterricht von Pflegenden und Helfenden am Krankenbett auf.

Im 17. Jahrhundert brachte der französische Absolutismus einen neuen Hospitaltyp hervor, der in anderen Staaten zum Vorbild genommen wurde. In Paris wurde das Hopital general für Männer und Frauen gegründet in denen sich eigene Irrenabteilungen befanden. Zu den frühesten deutschen Anstalten gehörte das Zucht- und Tollhaus in Celle. Damit waren Einrichtungen von Sanatorien verbunden. Als Sanatorien werden Heilstätten, Kur- und Genesungsheime bezeichnet. Der Begriff ist abgeleitet von lat. [sanare] = heilen, eine Wortschöpfung des 19. Jahrhunderts. Die heute so bezeichneten Einrichtungen befinden sich zumeist in privater Trägerschaft.

In der Nähe des südfranzösischen Klosters von Cluny fanden sich am Ende des 11. Jahrhunderts, Männer und Frauen zusammen, die um ihres Seelenheils Kranke pflegen wollten. Der Ursprung lag in der klösterlichen Reformbewegung des 10. Jahrhunderts ausgehend von dem Kloster der Stadt Cluny. Daraus folgte, dass die Pflege von Kranken innerhalb der Klostermauern als Störung des Klosterfriedens angesehen wurde. Zahlreiche europäische Klöster überließen deshalb ihre Spitäler Laienhelfern, aus denen teilweise weltliche Orden hervorgingen. Weitere Verbürgerlichung der Krankenpflege und ihren Übergang in städtische Regie leiteten die geistlichen Ritterorden (Johanniterorden und Deutscher Orden) in Folge der Kreuzzüge ein. Im 13. Jahrhundert gründeten die Bürger bzw. der Stadtrat in Lübeck das noch heute bestehende „Heilig-Geist-Hospital".

Im Jahre 1538 erschien die "Große Wundarznei", eines der großen Werke von Theophrastus von Hohenheim, genannt Paracelus (1493-1541). Er bekämpfte das scholastische Denken in der Medizin und verlangte empirische Behandlung. Er ist durch die Worte: „Allein die Dosis macht, dass ein Ding kein Gift ist" bekannt. Diese Zeit war der medizinischen Wissenschaft nicht unbedingt gewogen. In dem Werk "Christianismi restitutio" veröffentlichte der in Spanien geborene Miguel Servetus 1553 anonym die Entdeckung des kleinen Kreislaufes. Wegen unorthodoxer theologischer Ansichten wurde er auf dem Scheiterhaufen verbrannt. Das Jahr 1658 steht in der Medizingeschichte für die Entdeckung der menschlichen Erythrozyten. Sie wurden von Marcello Malpighi (1628-1694) beschrieben; er gilt heute noch als wesentlicher Begründer der mikroskopischen Anatomie. Er beschrieb auch die kapillaren Endstrombereiche. Der Schweizer Arzt Theodor Zwinger (1658-1724) prägte nach seinen empirischen Forschungen und Entwicklungen des Arzttums den Begriff Pädiatrie. [2]

Im 18. Jahrhundert kamen die ersten modernen Krankenhäuser auf. So wurde im Jahre 1710 die Charité als Pestkrankenhaus gegründet, jedoch erst 1727 zum "Lazareth und Hospital" für das 1724 gegründete, staatliche "Collegium medico-chirurgicum". 1717 wurde in Halle an der Saale das Krankenhaus der Franckeschen Stiftungen für den klinischen Unterricht (Collegium clinicum Halense) genutzt.

Mit der Eröffnung des Allgemeinen Krankenhauses in Wien setzte 1784 Kaiser Joseph II. Maßstäbe bei Großkrankenhäusern in Mitteleuropa. Die 2000 Betten fassende Einrichtung entstand durch Umbau des Großen Armenhauses. Ungewohnt sind die weiten Baum-bewachsenen Höfe und Gärten. Die 111 Krankenzimmer mit durchschnittlich 20 Betten waren geräumig. Anders als etwa in Paris, wo sich drei bis vier Kranke ein Bett teilten, bekam hier jeder ein eigenes Bett! Zusammen mit der gepriesenen Reinlichkeit führte dies zu einer deutlich niedrigeren Sterblichkeit.

Im letzten Hof wurde ein fünfstöckiger festungsähnlicher Rundbau mit schlitzartigen Fenstern für 200 bis 250 Geisteskranke erbaut, der Narrenturm. Jede Zelle hatte starke Gittertüren und Ringe zur Ankettung unbändiger Insassen. Zehn Jahre später galt der Turm infolge der Neuerungen in der Therapie von Geisteskranken bereits als völlig überholt. [3]

Ab 1836 arbeiteten, nach der Idee des evangelischen Theologen *Theodor Fliedner*, zivil gekleidete Diakonissen, die eine Krankenpflegeschule mit moderner Unterrichtsform besuchten, in Krankenhäusern.

Neben wissenschaftlich-medizinischen Umwälzungen brachten auch Erfahrungen in Kriegen wie zum Beispiel den Befreiungskriege gegen Napoleon (1813-15) und dem Krimkrieg (1853/1854-56) besondere Neuerungen in pflegerischen Bereichen der Krankenhäuser. [1, 2, 3]

7 MERKSÄTZE DER SALUTOGENESE

Medizinische Wissenschaft, deren Erforschung und weitere Entwicklung, wurde Mitte des zweiten Jahrtausends maßgeblich von einer Sozialmedizin beeinflusst.

Der amerikanisch-jüdische Medizinsoziologe *Aaron Antonovsky* führte im Jahre 1970 eine Untersuchung über die Adaption von Frauen verschiedener ethnischer Gruppen in Israel an das Klimakterium durch. Eine dieser Gruppen war in Mitteleuropa geboren und zur Zeit des nationalsozialistischen Regimes im Jugend- und frühen Erwachsenenalter. *Antonovksy* befragte diese anamnestisch. Er fand heraus, dass 29% der Frauen, die ein Konzentrationslager überlebt hatten, trotz des Gräuels der Lager über eine gute psychische Gesundheit verfügten. Diese Erfahrung brachte ihn dazu, das salutogenetische Modell zu formulieren. [4]

Während sich die Medizin also der Frage widmet, warum Menschen krank werden, warum sie unter eine gegebene Krankheitskategorie fallen, setzt *Antonovsky* mit dem Neologismus "Salutogenese" einen völlig anderen Schwerpunkt.

Das Hauptkennzeichen der Salutogenese ist die direkte Frage nach den Entstehungs- und Erhaltungsbedingungen von Gesundheit (salus lat.: Unverletztheit, Heil, Glück; genesis griech.: Entstehung). Ihre Grundfragen lauten folglich: Warum bleiben Menschen trotz einer Vielzahl von Krankheit erregenden Risikokonstellationen, psychosozial irritierenden Belastungen und angesichts kritischer Lebensereignisse gesund? Warum befinden sie sich auf der positiven Seite des Gesundheits-Krankheits-Kontinuums oder warum bewegen sie sich auf den positiven Pol zu?

Hieran wird deutlich, dass Gesundheit und Krankheit aus salutogenetischem Blickwinkel nicht als einander ausschließende Zustände gesehen werden sondern als Endpunkte eines gemeinsamen Kontinuums. Die beiden Pole völlige Gesundheit und völlige Krankheit sind für den Menschen nicht zu erreichen. Jeder Mensch hat auch kranke Anteile, auch wenn er sich selbst als überwiegend gesund erlebt. Weiterhin lässt sich sagen, dass solange Menschen am Leben sind, Teile von ihnen noch gesund sein müssen. Deshalb muss man danach fragen, wie nahe bzw. weit entfernt der Mensch von den Endpunkten Gesundheit/Krankheit ist. [5]

Ein weiterer Aspekt des salutogenetischen Ansatzes ist, dass das Grundprinzip menschlicher Existenz nicht auf einem Gleichgewichtszustand und Gesundheit beruht, sondern auf Ungleichgewicht und Krankheit. *Antonovsky* nutzt hierfür den Begriff der Entropie und meint damit die Tendenz menschlicher Organismen, ihre organisierten Strukturen zu verlieren, wobei negative Entropie die Ordnung wieder aufbauen vermag. Überträgt man dies nun auf den Gesundheitszustand, bedeutet dies, dass Gesundheit immer wieder aufgebaut werden muss und der Verlust von Gesundheit ein natürlicher und allgegenwärtiger Prozess ist.

Im Unterschied zur pathogenen Orientierung, die sich an schädigenden Lebensbedingungen und krankmachenden Faktoren (Risikofaktoren) "festmacht", also davon ausgeht, dass Krankheiten durch Erreger ausgelöst werden, konzentriert sich die salutogenetische Forschung immer auf die abweichenden Fälle (z. B. Welche Raucher bekommen keinen Lungenkrebs?). Erkrankung wird eher unspezifisch gesehen. Im Zentrum der Betrachtung stehen die Faktoren, die zu einer Bewegung in Richtung auf das positive Ende des Kontinuums beitragen (Gesundheitsfaktoren). Indem danach gefragt wird, warum Menschen gesund bleiben, eröffnet dies, den ganzen Menschen mit seinen Eigenschaften, Fähigkeiten und Fertigkeiten, also seiner Geschichte, zu sehen, statt sein Augenmerk ausschließlich auf die Ätiologie einer bestimmten Krankheit zu richten. [6]

Aus einer kritischen Sicht des Medizinnahen entwickelte sich das in wissenschaftlicher Form messbare Kohärenzgefühl (sense of coherence SOC)

Die Antwort auf die salutogenetische Frage liefert das Kohärenzgefühl. *Antonovsky* definiert dieses als "eine globale Orientierung [...], die das Maß ausdrückt, in dem man ein durchdringendes, andauerndes aber dynamisches Gefühl des Vertrauens hat, dass die eigene interne und externe Umwelt vorhersagbar ist und dass es eine hohe Wahrscheinlichkeit gibt, dass sich die Dinge so entwickeln werden, wie vernünftigerweise erwartet werden kann". Das SOC ist als Hauptderminante dafür zu verstehen, welche Position eine Person auf dem Gesundheits-Krankheits-Kontinuum erhält und dass sie sich in Richtung des gesunden Pols bewegt. Je ausgeprägter der SOC einer Person ist, desto gesünder sollte sie sein bzw. desto schneller sollte sie gesund werden und bleiben. Diese Grundeinstellung zum Leben, nämlich die Welt als zusammenhängend und sinnvoll zu erleben, wird fortwährend mit neuen Lebenserfahrungen konfrontiert und von diesen beeinflusst. Die Ausprägung des SOC wiederum beeinflusst die Art der Lebenserfahrungen. Diese sind Angelpunkt für die Öffnung der Sichtweisen innerhalb der stationären Medizin und Pflege. Dies führt letztendlich dazu, dass die Lebenserfahrungen in der Regel die Grundhaltung bestätigen und diese folglich stabil und überdauernd wird. Aufgrund dessen bezeichnet *Antonovsky* diese Grundhaltung auch als dispositionale Orientierung.

Um die Welt als zusammenhängend und sinnvoll erleben zu können, bedarf es des Zusammenwirkens von folgenden drei Komponenten:

Die oberste Komponente der Ordnung einer Grundhaltung ist das Gefühl von Verstehbarkeit (sense of comprehensibility)

Diese Komponente drückt das Ausmaß aus, in welchem man Stimuli (auch unbekannte) als geordnete, konsistente, strukturierte und klare Informationen verarbeiten kann und sie nicht als Rauschen wahrnimmt chaotisch, willkürlich, zufällig und unerklärlich. Nun stellt sich die Frage, wie es sich mit unerwünschten Stimuli verhält. Hierzu lässt sich sagen, dass Versagen, Tod und Krieg eintreten können, aber auch, ob solch eine Person dies erkennend nachvollziehen kann.
Der *sense of comprehensibility (SOC)* ist also ein kognitives Verarbeitungsmuster.

Die weitere Komponente der Ordnung einer Grundhaltung ist das Gefühl von Handhabbarkeit (sense of manageability)

Diese Komponente beschreibt das Ausmaß, in dem man wahrnimmt, dass man geeignete Ressourcen zu Verfügung hat, um Anforderungen, die von Stimuli ausgehen, zu begegnen. Vereinfacht ausgedrückt, ist damit die Überzeugung eines Menschen gemeint, dass Schwierigkeiten lösbar sind. Diesbezüglich ist auch der Glaube an eine höhere Macht oder an die Unterstützung anderer Menschen bei der Überwindung von Problemen mit eingeschlossen.

Dieses Gefühl stellt für *Antonovsky* ein kognitiv-emotionales Verarbeitungsmuster dar.

Schließlich wird als weitere Komponente der Ordnung einer Grundhaltung das Gefühl von Bedeutsamkeit (sense of meaningfulness) erfragt

Diese Komponente nun bezieht sich auf das "Ausmaß, in dem man das Leben emotional als sinnvoll empfindet: dass wenigstens einige der vom Leben gestellten Probleme und Anforderungen es wert sind, dass man Energie in sie investiert, dass man sich für sie einsetzt und sich ihnen verpflichtet, dass sie eher willkommene Herausforderungen sind als Lasten, die man gerne los wäre".

Dieses Gefühl repräsentiert das motivationale Element. *Antonovsky* erachtet sie als die wichtigste Komponente.

Um die drei Komponenten des SOC voneinander abzugrenzen, definiert *Antonovsky* dieses SOC:

"Das SOC (Kohärenzgefühl) ist eine globale Orientierung, die ausdrückt, in welchen Ausmaß man ein durchdringendes, andauerndes und dennoch dynamisches Gefühl des Vertrauens hat, dass

- die Stimuli, die sich im Verlauf des Lebens aus der inneren und äußeren Umgebung ergeben, strukturiert, vorhersagbar und erklärbar sind;
- die Ressourcen zur Verfügung stehen, um den Anforderungen, die diese Stimuli stellen, zu begegnen;
- diese Anforderungen Herausforderungen die Anstrengung und Engagement lohnen".

Es ist herauszustellen, dass alle drei Komponenten gemeinsam für eine erfolgreiche „Bewältigungsstrategie" (das so genannte „Coping") wichtig sind. Dennoch wird der motivationalen Komponente der Bedeutsamkeit die größte Wichtigkeit beigemessen, denn ohne sie ist ein hohes Maß an Verstehbarkeit und Handhabbarkeit eher von kurzer Dauer.

Eine Person, die sich anstrengt und engagiert, hat nämlich die Möglichkeit, Verständnis und Ressourcen zu gewinnen. Dadurch dass ein hohes Maß an Handhabbarkeit vom Verstehen abhängt, steht die Komponente der Verstehbarkeit in der Reihenfolge der Wichtigkeit an nächster Stelle. Interessant zu hinterfragen ist, ob es vonnöten ist, das Gefühl zu haben, dass das gesamte Leben verstehbar, handhabbar und bedeutsam ist, um ein starkes SOC zu haben. *Antonovsky* verneint dies und weist darauf hin, dass es vielmehr entscheidend sei, ob es bestimmte Lebensbereiche gibt, die von subjektiver empfindlicher Bedeutung für die Person sind. [7]

Wir haben aus anderer Veranlassung zu dieser Frage durch metaanalytischen Ansatz Stellung genommen. Diskussionskonzentrat war eine herkömmliche Auffassung, ob eine ‚Heilung' nach Gesundheitsstörung überhaupt möglich ist. Die Folge der Diskussion, ‚Heilung finde zuhause statt' haben wir beantwortet mit der Subjektivierung der Gesundheit, aber deren Stufen-weises Empfinden. Deshalb sprechen wir in diesem Zusammenhang nur von ‚Gesundung' und niemals von ‚Heilung'. Eine solche Heilung müsste nämlich den ‚Ausgangszustand' körperlicher Integrität wieder erreichen, was hinlänglich unwahrscheinlich ist. [8]

Zwei weitere und wichtige Elemente führt die Salutogenese mit sich. Sie sind beide sehr geeignet, um sowohl im ambulanten, als auch im stationären Bereich medizinnahe Leistungen gut anzusetzen:

Die Wirksamkeit und Widerstände gegen Stressoren sind als Teiler von Ressourcen maßgebend

Antonovsky diskutiert den Widerstand gegen Stressoren, die zu generalisierten Widerstandsdefiziten (generalized resistance deficits GRD) führen und stellt ihnen daraufhin die generalisierten Widerstandsressourcen (generalized resistance ressources GRR) entgegen. In der Stressforschung werden Stressoren als Stimuli bezeichnet, die Stress erzeugen.

Antonovsky hingegen postuliert, dass Stressoren einen Spannungszustand erzeugen, der darauf zurückzuführen ist, dass Menschen nicht wissen, wie sie in einer Situation reagieren sollen. Weiterhin definiert *Antonovsky* Stressoren als ein Merkmal, das Entropie in ein System bringt; es handelt sich folglich um Lebenserfahrungen, die durch Inkonsistenz, Unter- oder Überforderung und fehlende Teilhabe an Entscheidungsprozessen gekennzeichnet sind.

Nun stellt sich die Frage, durch welche Einflüsse/Faktoren die erzeugte Anspannung erleichtert bewältigt werden kann. An dieser Stelle kommen die generalisierten Widerstandsressourcen ins Spiel.

Die Spannbreite der Generalisierten Widerstandsressourcen (GRR) reicht von individuellen Faktoren (Kohärenzgefühl) bis zu körperlichen Faktoren:

- Immunpotentiale des Körpers gegen Stressoren und Krankheitserreger;
- Intelligenz und Flexibilität, um sich an Lebensbedingungen anpassen zu können bzw. sie zu verändern) über
- soziale Faktoren (soziale Unterstützung, Integration) bis hin zu
- kulturellen Faktoren (Eingebundenheit in stabile Kulturen).

Die GRR haben die Aufgabe, die Lebenserfahrungen eines Menschen zu prägen und ihm zu ermöglichen, kohärente Lebenserfahrungen zu machen, die wiederum das SOC formen. Außerdem wirken sie als Potential, das aktiviert werden kann, wenn es für die Bewältigung eines Spannungszustandes erforderlich ist. *Antonovsky* weist weiter darauf hin, dass die generalisierten Widerstandsressourcen negative Entropie in das System Mensch bringen, also die durch Stressoren ausgelöste Entropie abfedern. Sind nun ausreichend Widerstandsressourcen vorhanden, können Menschen ein starkes SOC ausbilden.

Ein Aufenthalt der Patienten in der ‚kasernierten' Kontaktsphäre „Station" erbringt sehr viel mehr Möglichkeiten innerhalb der Funktionsräume zwischen Klienten und Heilberuflern

Die Zahl der in deutschen Krankenhäusern behandelten Patienten hat 2010 erstmals die 18-Millionen-Marke überschritten. Gegenüber dem Jahr 2009 sei dies ein Anstieg von 1,2 Prozent, teilte das Statistische Bundesamt auf der Grundlage vorläufiger Ergebnisse der Krankenhausstatistik mit. **Destatis:** Demnach verfügten die 2 065 Krankenhäuser in Deutschland im vergangenen Jahr über etwa 503 000 Betten. Die Auslastung aller Betten lag mit 77,4 Prozent leicht unter Vorjahresniveau.

Im Schnitt lagen die Patienten 7,9 Tage in der Klinik, etwas weniger als im Vorjahr. Um die Betreuung der Patienten kümmerten sich den Angaben zufolge circa 827 000 Vollkräfte. 134 000 davon zählten zum ärztlichen Dienst, was ein Plus von 2,1 Prozent gegenüber 2009 bedeutet. Im nichtärztlichen Dienst waren mit 693 000 Menschen 2,4 Prozent mehr als im Jahr zuvor beschäftigt. Allein im Pflegedienst waren demnach etwa 305 000 Menschen tätig, das sind 1 000 mehr als 2009. Die Zahl der im Krankenhaus durchgeführten Operationen und medizinischen Prozeduren steigt. Demnach wurden 2009 bei stationären Patienten rund 45 Millionen Operationen und medizinische Prozeduren vorgenommen, ein Plus von 7,7 Prozent gegenüber dem Vorjahr.

Damit entfielen auf einen stationären Patienten im Durchschnitt 2,6 Maßnahmen dieser Art. Knapp ein Drittel der 2009 durchgeführten Maßnahmen waren der Statistik zufolge Operationen (14,4 Millionen). Danach folgten nichtoperative therapeutische Maßnahmen mit einem Anteil von 26,8 Prozent (12,1 Millionen) und diagnostische Maßnahmen mit 20,3 Prozent (9,1 Millionen). Der Rest verteilte sich auf die Bild gebende Diagnostik (7,8 Millionen), ergänzende Maßnahmen wie Geburtsbegleitende Behandlungen (1,4 Millionen) sowie die Verabreichung von speziellen Medikamenten (0,3 Millionen).

Zu den häufigsten Operationen bei Kindern und Jugendlichen bis 14 Jahren gehörten laut **Destatis** das Einschneiden des Trommelfells zur Eröffnung der Paukenhöhle sowie die Entfernung der Rachenmandeln. Bei Frauen im Alter von 15 bis 44 Jahren standen Operationen im Vordergrund, die im Zusammenhang mit Entbindungen stehen. Bei Männern dieser Altersgruppe erfolgten in erster Linie operative Eingriffe an der unteren Nasenmuschel sowie arthroskopische Operationen am Gelenkknorpel und an den Menisken. Die Gebärmutterentfernung sowie arthroskopische Operationen am Gelenkknorpel und an den Menisken spielten vor allem bei den 45- bis 64-jährigen Frauen eine große Rolle. Bei den Männern in diesem Alter wurden neben arthroskopischen Operationen hauptsächlich Leistenbrüche behandelt. Wie die Statistik weiter zeigt, hatten im Rahmen der operativen Eingriffe bei Frauen ab 65 Jahren die Implantation von Hüftgelenken sowie die endoskopischen Operationen an den Gallengängen eine große Relevanz. Harnblasenoperationen und wiederum der Verschluss von Leistenbrüchen dominierten dagegen die Operationen der Männer gleichen Alters. [9]

Der von der Salutogenese ausgehende Ansatz des Gesundheitsverständnisses lässt sich in den medizinnahen Handlungsbedarf integrieren und optimieren.

Die Kompartimente der psycho-sozialen Attribute von Salutogenese sind leider infolge der **Unter**bewertung biologischer Regulation **über**bewertet. So kommt es, dass die ärztlichen und nichtärztlichen Heilberufler viel häufiger, als in der Sache notwendig, mangelnder Zuwendung zum Klienten / Patienten beschuldigt werden. Tatsächlich handelt es sich um Aufgaben mit der Notwendigkeit rationaler Abfuhr, die noch stärkere Betonung der Regulationsphysiologie benötigen. Dabei spielt der partnerschaftliche Funktionsraum zwischen den Untersuchenden und Pflegenden einerseits und den Helfenden und Klienten andererseits die wichtigste Rolle.

Der zwischen den therapeutischen ärztlichen und nicht-ärztlichen Designern von ambulanten und stationären Aufenthalten und deren Klienten und Patienten aufkommende Funktionsraum ist zu optimieren.

- Ein Kurzzeit-Aufenthalt ohne die Möglichkeit einer Exploration von Hindernissen der verfügbaren Widerstandsressourcen beinhaltet leider nur die Konzentration auf einflusslose Dokumentation Stress auslösender Fakten. Sie gibt dem medizinnahen pflegenden und helfenden Beruf kaum Möglichkeiten, eine wichtige begleitende Rolle zu spielen.
- Der indikationsgerechte Vorbehalt von sinngerechter Leistung in begrenzter Zeit erlaubt dagegen schon, Ressourcen zu ermitteln, die spätere Einstellungen des Patienten modellieren. Damit erhalten Patient und Pflegende/r eine Möglichkeit, miteinander zu kommunizieren. Hier tritt dann die Begrifflichkeit der Übertragung auf die Gegenübertragung und wird zu Gewinn der Argumentationen für beide Seiten.
- Ein Langzeitaufenthalt eines Patienten im stationären Bereich erbringt die Wahl zwischen zwei Typen von medizinnahen Leistungen. Eine Leistung ist die der **Erklärung** derjenigen Handlungen, die mit dem Patienten anstehen. Eine andere ist die **Vorbereitung der Führung in die Rehabilitation.**

Zur Erklärung von Handlungen ist zunächst nötig, dem Patienten das Vertrauen in die fachlichen Kenntnisse des Pflegenden und Helfenden zu vermitteln. In der Regel ist nämlich der Patient von immer neuen aufkeimenden Fragen gepeinigt, die das große WARUM beinhalten, aber auch die Fragen nach dem viel erwarteten WIE mit ausdrücken.

Alle Gesundheitsstörungen haben eine oder mehrere Ätiologien. Dazu gehören
- Ursachen (causae),
- Ursachen-Folge-Beziehungen (contributiones) und
- Zusammenhänge (correlationes).

Von *Austin Bradford-Hill (1897-1991)* stammen neun Merksätze, die mit unterschiedlichem Ausdruck für die Erfassung und Einschätzung vermuteter Ursache-Wirkungs-Beziehungen in der gesamten Medizin normativ sind:

1. Stärke: Eine Assoziation zwischen zwei gesundheitsschädigenden Phänomenen besagt nicht, dass keine Kausalität zwischen ihnen besteht. Das gilt beispielhaft für Infektions- und Widerstandsprobleme: Der Körper beherbergt Keime, die weder fakultativ, noch obligat krankmachend wirken.

2. Folgerichtigkeit: Übereinstimmende Beobachtungen verschiedener Wissenschaftler an diversen Risikopopulationen erhöhen die Wahrscheinlichkeit kausaler Beziehungen.

3. Spezifität: Kausale Beziehungen sind anzunehmen, wenn eine bestimmte Menge Menschen an einer Krankheit leidet, die bisher nicht erklärt werden konnte. Ausgenommen sind davon bestimmte Krebskrankheiten, die aus vielen verschiedenen Auslösern stammen.

4. Zeit: Gesundheitsstörungen haben nach der Einwirkung der krankmachenden Aktionen zu erfolgen. Ausnahmen sind Effekte, die verzögerte Einwirkungen provozieren.

5. Biologischer Gradient: Stärkere Exposition führt zu einem verstärkten Auftreten von Erkrankungen.

6. Plausibilität: Ursache-Wirkungs-Gefüge sind abhängig vom derzeitigen Stand des Wissens.

7. Stimmigkeit: Übereinstimmung zwischen pathologischen Befunden und Relativen Risiken kann man auf andere Merkmale übertragen. Einatmen von Schadstoffen kann zu Lungen-Krankheiten führen. Der Raucher atmet bewusst ein. Das Ergebnis kann übereinstimmenden Schäden zeigen.

8. Experiment: Mit einer beobachteten und dokumentierten Senkung von Erkrankungszahlen nach der Abschaffung einer Risikoeinwirkung ist der Beitrag zur Kausalität erbracht.

9. Analogie: Ein Effekt Wirksubstanz / Risikofaktor ist Anlass zur Suche nach ähnlichen Ursachen und ihren Wirkungsweisen. [10]
Ursachen, Kontributionen und Korrelationen werden in diesem Schemata (1 – 9) eindrucksvoll geschildert. Dennoch fehlt ihnen das plausible Merkmal der Übertragung auf die Heilberufler-Praxis. Wir haben daher in Anlehnung an *Leiber et al.* [11] anders schematisiert:

Der Begriff der **Ätiologie** bezeichnet in Medizin, Psychologie und Epidemiologie die Ursachen für einen krankmachenden Zustand.

Homologe Ätiologien werden dann als **homolog** bezeichnet, wenn sie eindeutig zu identifizieren sind und damit auch kausal zu behandeln. Damit ist nicht gesagt, dass nur eine einzige Ätiologie angenommen werden muss; auch plurale Ätiologien, von denen nicht unbedingt alle bekannt sein müssen, fallen darunter. Deshalb werden solche Gesundheitsstörungen auch als „Krankheiten erster Ordnung" bezeichnet. Die Begrifflichkeit fußt auf den Darlegungen über die autogene Vakzination bei therapieresistenten bakteriellen Infektionen. Sie ist durch die Nutzung von autogenen Vakzinen, den alternativen Behandlungsoptionen vor Einführung der modernen Antibiotika, Goldstandard der Therapie in Zeiten zunehmender antimikrobieller Resistenzproblematik. Der Autor hat abgeleitet, dass das Rezidivrisiko der Furunkulose nach Spaltung ohne Antibiose (n=250) bei 30% liegen würde, in Verbindung mit Autovakzinen aber lediglich 15%. [12]

Heterologe Ätiologien kommen aus mehreren homologen und auch gänzlich unbekannten. Sie zeichnen sich dadurch aus, dass ausschließlich das Charakteristikum ihres Störmomentes bekannt oder mindestens beobachtbar ist. Sie werden als „Krankheiten zweiter Ordnung" klassifiziert. Epidemiologisches Paradebeispiel ist das Auftreten von Fieberschüben in definierbaren Kurven, die allein durch die Ähnlichkeit ihrer Darstellung auf einen wahrscheinlichen Ablauf schließen lassen. Auf diese Weise konnten die deutschen Gesundheitsämter nach 1945 bereits nach dem ersten Auftreten von Polio-typischen Fiebererkrankungen bei Kindern in Großstädten mit Vakzination eingreifen.

Dieser Beweis gelang mehrfach. Nachdem die Polio-Fieberkurve von Hamburg und 1947 in Berlin bekannt wurde, ist die Poliomyelitis-Epidemie des Jahres 1948 noch um 40% gesteigert worden, wobei Wiesbaden am meisten („Groß-Epidemie") betroffen war. Mit 99 Fällen betrug die Jahresmorbidität über 4,5 auf 10000 Einwohner. [13]

Im Rahmen der Veterinärmedizin ist eine ähnliche Situation beim epidemischen Auftreten der Maul- und Klauenseuche bekannt. Die betroffene Population konnte bereits bei Beginn einer

Ausbreitung aufgefangen werden. Mit den biochemischen Diagnostika und Methoden elisa und polimerase chain reaction sind die Impfstrategien nachhaltig zu formulieren. [14]

Bei der semiotischen und semantischen Übertragung der heterologen Ätiologien auf die Beurteilung der salutgenetischen Standpunkte bietet sich an, zugleich mit der Erkenntnis der Heterogenität das Vorgehen der heilberuflichen Intervention festzulegen: Heterogenes übersetzt den (bekannten) Ablauf einer Erkrankung bzw. einer Gesundung. Daher ist der Zeitrahmen für die Intervention recht klein zu halten. Die nötigen Maßnahmen dienen mithin dem „Ausbremsen" einer erkannten Zustandsänderung.

In früheren Zeiten wissenschaftlicher Literatur der Medizin sind andere, als Symptomenkomplexe (**„Syndrome"**) bezeichnete Zustandsbilder, zunächst von homologen und heterologen Entwicklungen getrennt worden, weil sie nahezu ausschließlich der Deskription zugänglich waren.

Komplexe Ätiologien beschreiben ein Muster von zugleich auftretenden Gesundungen oder Krankheits-Symptomen. Die klinischen Syndrome sind detailliert beschreibbare Zustandsbilder, deren Eigenheiten sowohl auf Seiten der Genetik, als auch auf Seiten der erworbenen Schäden zu finden sind. Sie werden in der Regel mit dem Namen ihres Erstbeschreibers korreliert und systematisiert. Betrachtet man hingegen die Fülle der potentiellen Ätiologien, fällt auf, dass ihre Komplexe in Schachbrettmuster einzuordnen sind. So kommt es zu der Möglichkeit einer Trennung von Einzelfakten in homologe und heterologe und damit zur Lösung bisher nur als komplex bezeichneter Zusammenstellungen. Folge einer solchen Vorgehensweise ist, dass einzelne als homolog oder heterolog anerkannte Symptome aus den Symptomenkomplex ausgespart werden und einzeln angegangen werden können. In dieser Weise entfallen Symptomenkomplexe aus dem Muster. Daraus folgt, dass die resultierenden Symptome einen neuen, bisher nicht anerkannten Symptomenkomplex bilden. Das ist ein Resultat, das einfordert, die erfassbaren Symptome solange aus dem Komplex herauszulösen, bis ein neuer Komplex entstanden ist. Er ist deutlich kleiner als vorher und eröffnet somit die Möglichkeit, „mit ihm zu leben". Dies ist eine Forderung, die im Rahmen des bio-, psycho- sozialen Konzeptes als realisierbar anerkennbar ist.

In der medizinischen Salutogenese beschreibt diese Trias (Homologes, Heterologes und Komplexes) verschiedene Gesundheitsbestrebungen. Darin sind sowohl biologische, als auch psychologische und soziale Aspekte berücksichtigt.

8 ASPEKTE DER INTEGRATION MEDIZINNAHER LEISTUNGEN

Kultur und Denken bestimmen diejenigen Aktivitäten, die für den Erhalt des Lebens und des Erlebens wichtig sind. Kultur und Denken bestimmen die Grundlagen jeder Willensgestaltung zwischen Heilberufler und Patient.

Kultur umfasst heute die ganze Pflege des Geistes, also Sprache, Religion, Ethik, Institutionen (Familie, Staat, Wirtschaft ...), Recht, Technik, Kunst, Musik, Philosophie und Wissenschaft. Kultur dient als Orientierung und Motivation für unser Handeln. Kultur basiert auf Werten, auf das Ausmaß der Identifikationen der handelnden Personen mit deren Organisationen, auf Engagement und Verpflichtung.

Denken ist immer an Modelle gebunden. Zuerst müssen Worte, also abstrakte Begriffe gefunden werden, welche die beobachteten Elemente oder Beziehungen symbolisch repräsentieren. Sie benötigen ein Begreifen. Dann gilt es die Beziehungen und Zusammenhänge zwischen den symbolisch dargestellten Elementen zu erkennen und zu verstehen. Aus unterschiedlichem Sprachgebrauch sowie unterschiedlichen Modellen entstehen enorme Verständigungsprobleme. Soll unterschiedliches Wissen gegenseitig verständlich werden, so muss es in die andere "Sprache" übersetzt werden, auf Grund des Denkmodells des Gesprächspartners formuliert werden.

In kulturellen Übersetzungen (Modelltransformationen) besteht die Hauptleistung der Arbeit und Leistung von ärztlichen und nicht-ärztlichen Heilberuflern. Diese verlangt also zusätzlich zu Begreifen und Verstehen die Befähigung, sich verständlich zu machen, also die didaktische und rhetorische Fähigkeit, Verstandenes auch verständlich weiter vermitteln zu können.

Diese Spannung ist nicht nur ein didaktisches Problem. Es steht auch ein Machtproblem dahinter, weil es um Überzeugungen geht. Diese sind auf beiden Seiten verortet. Sie betreffen einerseits den persönlichen Glauben an die Richtigkeit von bestimmten Ideen und ihrer Wertvorstellungen oder andererseits den Prozess der Übertragung eigener Ideen auf andere Personen.

Das Umsetzen dieses Denkens geht in den Dialog.

Für einen offenen Dialog darf keine hierarchische Abhängigkeit bestehen, wie sie zwischen Lehrer und Schüler, Spender und Unterstütztem manches Mal der Fall ist. Das Modell, die Diagnose und die Empfehlungen des Analytikers, Beraters, des Helfers zur Gesundheits-Entwicklung, kann man nicht über das eigene Modell, das Selbstbild, der Beratenen, Klienten oder Patienten stellen.

Der Betroffene stellt nämlich ein weiteres Modell zur Diskussion, welches ihm durch seine soziale Bindung aufgezwungen ist, das einfach ausgebildete Fremdmodell.

- **Das Fremdbild des Klienten oder Patienten ist in der Regel nur geprägt von Sozialer Kohärenz.**

Dieser Satz besagt, dass jeder von einer Medizin oder dem Medizinnahen Betroffene der Auffassung seiner persönlichen Umgebung unterworfen ist.

- **Das Umfeld hat an der Therapie aber kaum Interesse, auch nicht laiesiert.**

Die Umgebung des Betroffenen stellt nur die Tatsache fest, dass der Betroffene zu einer Behandlung aufzuschließen hat. Das Umfeld fühlt sich nicht kompetent zur fachlichen Beurteilung von Diagnostik und Therapie.

- **Das Umfeld erwartet eine effektive Therapie und das Mitwirken des Patienten.**

Das gesamte Umfeld des Patienten erwartet vom Betroffenen, dass dieser, nachdem der Behandlungsbedarf festgestellt ist, sich der Therapie stellt, weil er sonst das Umfeld hemmt.

- **Das Umfeld verlangt vom Patienten Gesundung.**

Jeder Klient oder Patient, der eine Gesundheitsstörung beklagte, wird in die Pflicht genommen, zu gesunden.

8.1 Abbildung zur Integration von Fremdbild und Eigenbild des Patienten in die Kommunikation (Abbildungstafeln 1)

Frage-Antwort-Tafeln (Q&A panel) vom Selbstbild (self-perception) des Patienten

---

Tafel I Individuelle Quelle von Patientenentscheidung

Was wäre, wenn ich nichts täte?
Was wäre, wenn ich nichts tun ließe?
Wie verhalte ich mich üblicherweise?

Tafel II Gesundung im Kontext

Welchen persönlichen Gesundungswunsch habe ich?
Was meint meine Umgebung dazu?
Welche spezifische Untersuchung will ich?
Was erhoffe ich von heilberuflicher Anleitung?

Tafel III Kohärenzgefühl als Lösungsansatz

Anleitung zur Handhabbarkeit
Anleitung zum verständnisgerechten Verstehen
Anleitung zur Sinnhaftigkeit

Detailerklärung zu Tafel I Individuelle Quelle von Patientenentscheidung

Was wäre, wenn ich nichts täte?

Jeder Heilberufler, jeder Klient und jeder Patient versucht, die Verlaufsaussichten (Prognose) von Gesundheitsstörungen in einer möglichst frühen Untersuchungsphase durch Filter- und Durchuntersuchungsmaßnahmen (,screening-tests') zu erfassen. Unter Umständen liegt der Objektivierung eine statistische Erfassung der Krankheitshäufigkeit (Schätzung der Prävalenz als Einschätzung von Inzidenz) zugrunde. Die ,Prognose ohne Therapie' ist integraler Bestandteil ärztlicher Argumentation mit dem Patienten.

Was wäre, wenn ich nichts tun ließe?
Eine Prognose ohne Therapie erfasst auch alle Interaktionen. Dazu gehören Problem-, Kooperations-, Konflikt-, Ideen-, und Kummersituationen. Darin sind auch typische Verhaltensdimensionen bei Kooperation, Hilfe, Abweisung, Restriktion, Bekräftigen patiententypischer Meinungsbilder und Ideen, das Trösten, die Emotionale Abwehr sowie allgemeine psychosomatische Einstellungen. Auf solcherarte Hilfen verzichten Klienten und Patienten, wenn sie heilberufliche Unterstützung nicht abrufen.

Wie verhalte ich mich üblicherweise?
Klienten oder Patienten müssen sich selbst und ihre grundsätzlichen Stellungen und Verhalten zu Problemen einschätzen können. Anhand ihrer Selbst-Erfahrungen können sie unterscheiden zwischen vier Patiententypen, dem Macher, dem Analytiker, dem Harmonischen und dem Kreativen. Damit kommen sie ihrer vermuteten Erwartungshaltung im Hinblick auf eine ärztliche oder nicht-ärztliche Hilfeleistung näher.

Detailerklärung zu Tafel II Gesundung im Kontext

Welchen persönlichen Gesundungswunsch habe ich?
Im Medizin-Kontext der Heilberuflichkeit handelt es sich in der Regel um Interaktionen oder Handlungen, die ‚Dienstleistungen' sind. Der Begriff Dienstleistung entstammt der Unterscheidung zwischen Produktion und anderen Leistungen, die etwas anderes als ein Produkt zum Ziel haben, zum Beispiel die besondere heilberufliche Zuwendung. Das empfindet der Patient. Er subsummiert unter seinen Gesundungswunsch alle individuell erhofften Zustände. Das gilt selbstverständlich auch für Kontexterkrankungen und den durch sie ausgelösten Befindlichkeitsstörungen (Unwohlsein, Schmerzen, Fieber, Abgeschlagenheit, Müdigkeit). Auf diese Weise interpretieren die Patienten die Zusammenhänge von somatischen, psychischen und sozialmedizinischen Empfindungen und Störungen als ‚ganzheitlich'.

Was meint meine Umgebung dazu?
Der Patient reflektiert seinen Gesundungs- und Genesungswunsch mit dem psycho-sozialen Einverständnis, das er innerhalb seiner persönlichen Umgebung zu erwarten hat. Gesundheitsstörungen werden in der sozialen Umgebung betrachtet und beäugt. Der Patient empfindet diese Aufmerksamkeit selten als positive Merkmale seiner Wirkung auf die Umgebung.

Welche spezifische Untersuchung will ich?
Der Patient wägt aus der Vielzahl der möglichen diagnostischen Vorhaben ab, welche weiteren Hilfen er selbst erwartet und dann auch beansprucht. Der Patient versucht, heilberufliche Hilfen mit-einzuplanen. Er muss seine Informationen nicht nur aus ärztlichem Mund, sondern auch aus lexikalischem Wissen verdichten. Hinzu kommen Anregungen aus dem Umkreis. Diese Verdichtung dient dem dringend notwendigen Einverständnis.

Was erhoffe ich von heilberuflicher Anleitung?
Der Patient ist immer angesichts heilberuflicher Aktivitäten verschiedener Akteure im Gesundheitssystem in einer Wahl-Situation. Pharmakologie und Pharmazie zwingen ihm die Nutzenbewertung von Medikamenten auf. Er muss sich ärztlichen und nicht-ärztlichen Vorstellungen von Wahlleistungen erklären. Er hat eigene Hoffnungen und benötigt zu deren Realisierung Anleitungen zum Gesunden.

Daraus bildet er den persönlichen Grad seiner Compliance. Dazu gehört als wesentlicher Faktor neben der Anleitung ‚Zeit' (für sich und der Gesundung).

Detailerklärung zu Tafel III Kohärenzgefühl als Lösungsansatz

Anleitung zur Handhabbarkeit
Handhabbarkeit bedeutet zugleich mögliche Nutzung bei Gebrauch, Anwender-Freundlichkeit und Gebrauchs-Tauglichkeit. Das Leistungspotenzial, das vom Patienten ausgeht und die Leistungsfähigkeit, die vom Heilberuf ausgeht, machen beide Partner gemeinsam arbeitsfähig.

Anleitung zum verständnisgerechten Verstehen
Verstehbarkeit definiert ein Maß, das es erlaubt, denjenigen Anteil einer Problemschau zu ermitteln, den der Patient dem Sinn nach verstanden hat. Alle Diskussionen über die persönliche Zuwendung der Heilberufler zu ihren Patienten beinhalten die üblichen Vorwürfe, einander nicht oder nur wenig verstanden zu haben. Einerseits kann das eine Frage der unzureichenden Informiertheit der Patienten sein. Andererseits kann das ein Problem der Ausdruckslosigkeit mancher Heilberufler sein, die sich hinter   Fachausdrücken oder fachlichen Kompliziertheiten verstecken. Fachtermini sind interpretationsbedürftig. Da das Gespräch mit dem Patienten von zentraler Bedeutung für die gesamte heilberufliche Handlung zwischen ärztlichem, nicht-ärztlichem Mediziner und Medizinnahem ist, haben alle Äußerungen verständnisgerecht zu sein. Das gilt sowohl für Sprachregelung, als auch für das inhaltliche Begreifen.

Anleitung zum Sinnhaften
Persönliches sinnhaftes Erleben ist die qualitative Dimension von Engagement. Dafür muss der Patient die Erkenntnis mitbringen, dass alle Verlangen an ihn ‚vernünftig' und zielführend sind. Sinnhaftes gehört sowohl zum Verstehen, als auch zur Kommunikation mit Erklärung von Bedeutung. Diese beinhaltet zugleich, den Zweck zu erkennen. Das Erkennen erzwingt eine Vorstellung der zielgerichteten Handlung, dem Bestreben, dieses Ziel über die reine Imagination hinaus Wirklichkeit werden zu lassen.
Handlungen, die sowohl für Patienten, als auch für Heilberufler sinnlos sind, entbehren jeder kognitiven und emotionalen Grundlage.

8.2 Abbildung zum Katalog der Entscheidungen aus dem Selbstbild von Patienten (Abbildungstafeln 2)

Frage-Antwort-Tafeln (Q&A panel) zum Behandlungsansatz für den Patienten

---

Tafel IV Adaption an das Selbstbild des Patienten

Berücksichtigung des Lebensentwurfes
Rücksicht auf die Lebensplanung
Rücksicht auf den Lebensstil

Tafel V Bewältigungsstrategie des Patienten

Welche Eigentherapie will ich selbst?
Welche (konventionelle) Therapie will ich?
Welche (komplementäre) Diagnose und Therapie soll integriert werden?
Wer möge mir zusätzliche Zuwendung während der Behandlung geben?

Tafel VI Bio-, psycho- soziale Begleitung im Gesundungsweg mit Therapierelevanz

---

Welche Interaktion ist zu erwarten?
Welche Gestaltung der Aura wird bevorzugt?
Wer kontrolliert und korrigiert die Gesundungsschritte?

Detailerklärung zu Tafel IV Adaption an das Selbstbild des Patienten

Berücksichtigung des Lebensentwurfes

Der ursprüngliche Lebensentwurf prägt das Er-Leben. Verschiedene Lebensmodelle sind möglich, haben aber ihre Ursprünge in der traditionellen Kultur der Betroffenen. Die Rollenbilder wandeln sich. In jeder Kultur wandeln sich auch die Ansätze für Lebensentwürfe. Neue Lebensentwürfe lassen sich immer dann gestalten, wenn das Leben aus bestimmten Abschnitten heraus geformt werden kann. Wirkliche Wahlfreiheit haben diejenigen, die sich entschlossen haben, ihre eigene Lebensabschnittsplanung aktiv anzugehen und sich diese vor allem intellektuell, aber auch materiell leisten können.

Rücksicht auf die Lebensplanung

Die meisten Klienten oder Patienten der medizinischen Heilberufler haben eine sehr eigene Lebensplanung. Sie beruht zum Teil auf der Biographie und führt eigentlich die Entwicklung der Menschheit fort. In ihr ist der Stamm der Familie mit allen Leistungen der Vorfahren präsent. Darin liegen auch das Wollen und das Trachten, wie man gerne ‚Leben' hätte. Darin liegt ein Teil Dankbarkeit, geboren zu sein und in der familiären Obhut gewesen zu sein. Der alleinige Blick zurück in die individuelle eigene Entwicklung ist aber langweilig, wenn er nicht mit Selbstfindung verbunden ist. Er vermischt sich – wunschgeboren – mit dem Blick nach vorn und wird dann stringent. Die Lebensplanung durchzieht das Körperliche, das Denken, das Fühlen und das Geistige. Bezogen auf die Partnerschaft zwischen Heilberufler und Patient bedeutet dies, den Patienten auf eine Änderung der persönlichen Planung vorzubereiten. Jeder Vorschlag einer Gestaltung des Lebens kollidiert mit bereits festgelegter Planung. Der Patient will keine falschen Versprechungen, keine Ausflüchte oder Beschönigungen. Die Dimension des Gestalterischen ist das Erstrebenswerte. Der Mensch soll darauf brennen, das einmalige Leben zu gestalten. Er soll das Körperliche, das Denken, das Fühlen und das Geistige neu geplant neu erleben. Das ist schon vielen gelungen, warum ihm etwa nicht?

Rücksicht auf den eigenen Lebensstil

Lebensstil, Lebensart oder Lebensweise bezeichnet und variieren die Lebensführung. Es sind viele humane Lebensstilbegriffe entwickelt worden. In der Medizin geht es um die gesundheitlichen Aspekte des jeweiligen Lebensstils. Leider hat dieser Begriff mit Bezug auf seine pathogenetische Bedeutung negative Aspekte. Dem Patienten geht es einzig um die gesundheitlichen Aspekte des jeweiligen Lebensstils. Sie könnten ihm gestatten, durch geführte Änderungen Reservoir zu werden für mögliche Leistungen. Diese Aspekte sind für Patienten mögliche Lösungen ihrer gesundheitlichen Probleme, wenn sie auch meisten schwer nachzudenken sind. Im Idealfalle können Lebensstiländerungen erhebliche Ressourcen entwickeln, die über einzelne körperliche, psychische oder soziale Probleme hinwegführen. Das ist mit dem Patienten zu besprechen.

Detailerklärung zu Tafel V Bewältigungsstrategie des Patienten

Welche Eigentherapie will ich selbst?

Die Notwendigkeit der Eigentherapie ergibt sich aus dem Ansatz der durchgemachten Leiden. Emotionale Leiden wie Depressionen, Burnout oder Angststörungen werden recht häufig auf der mentalen Ebene ausgelöst. Wenn man sich hineinsteigert in negative und selbstbestrafende Gedanken über sich selbst, dann leidet man auch emotional darunter. Ebenso gilt das für falsche Glaubenssätze. Dies steht im Gegensatz zum Selbstbewußtsein. Zum einen wird darunter das aktive durch innere Denkvorgänge herbeigeführte Erkennen der eigenen Persönlichkeit verstanden (Selbsterfahrung, englisch ‚self-awareness'). Auch eine passive Zuschreibung, die Attributierung durch andere im sozialen Umfeld führt zum Erkennen und Definieren der eigenen Person bzw. Persönlichkeit, dem Selbstkonzept. Selbstbewußtsein beschreibt (englisch ‚self-confidence' oder ‚self-assurance' – ‚confidence' ist ‚Vertrauen / Zuversicht' – ‚assurance' bedeutet ‚Gewissheit, Sicherheit, Vertrauen'.

Ein selbstbewusster Mensch spürt sich optimistisch, angstfrei, sorglos und unbekümmert. Das ist der Selbstwert, den der Patient im Idealfall erlebt. Der dabei abgeführte mentale Ballast sollte allerdings durch Beachtung körperlicher Bedürfnisse, also mit Entspannung, Schlaf, Erholung gemeinsam abgestreift werden. Üblicherweise werden bekanntlich die Symptome des Leidens durch zu wenig Bewegung, Entspannung und Schlaf oder falsche Ernährung nur verschlimmert, aber nicht ursprünglich ausgelöst.

Selbsttherapie wird häufig mit der mentalen Eigenleistung des bewussten Patienten verwechselt. Bei einer Selbsttherapie wird eine emotionale Problemstellung durch die psychologisch gesteuerte Anwendung ganz bestimmter Verhaltensmuster verändert, im Befindlichkeitsfalle geheilt. Wichtig ist, dass jeder Patient eine persönliche Leistung zu erbringen hat, die zur Selbsttherapie gehört.

Welche (konventionelle) Therapieform will ich?
Zielführende Entscheidung des Patienten ist die Abklärung der Diagnostik und der Beurteilung derer Ergebnisse in Bezug zur Therapie. In der Regel hat er eine eigene Vorstellung von den Notwendigkeiten, über die er informiert wird. Der verständnisvolle Arzt ist der Lotse im eigentlichen Sinne des Geleitsmanns. Auch wenn der Arzt einen großen Vertrauensvorsprung genießt, bleiben einige Fakten zum Prozeduralen unklar. An dieser Stelle kann nicht nur der helfende und pflegende, sondern der medizinnahe Heilberufler eingreifen, um Management und verständnisgerechte Informationen zu den zu erwartenden Abläufen bereit zu halten.

Welche (komplementäre) Diagnose und Therapie soll in die Behandlung integriert werden?
Der Heilberufler hat dem Patienten gegenüber einen erheblichen Wissensvorsprung zu haben und zu halten. Dann ist er kommunikationsfähig. Er muss hingegen nicht alle Verfahrensweisen der zur konventionellen Medizin komplementären Inhalte können. Er muss sie aber kennen. Ist der Kern der medizinischen Vorhaben mit dem Patienten abgeklärt, sind die Wege frei zur Komposition aller anderen therapeutischen Leistungen. Die konventionelle Medizin lässt viele Integrationen von komplementären Verfahren zu. Ihre Platzierung im Ablauf der gesamten Kontaktgestaltung mit dem Patienten ist ein reines Organisationsproblem.

Wer möge mir zusätzliche Zuwendung während der Behandlung geben?
Vom Patienten ist eine wichtige Entscheidung bei der Auswahl zu erwarten. Er muss sich und seinen Verlangen nach Zuwendung gut kennen, um seine Vorstellungen zu bestücken. Es gibt die generelle Perspektive (medizinische Leistungsfähigkeit) und die der Patienten. Bei diesen ist noch einmal zu unterscheiden nach körperlichen Krankheiten und seelischen Störungen. Die Komplikation wird häufig beklagt, einen ‚guten' Heilberufler zu finden. Tatsächlich sind die Interaktionen zwischen Heilberuflern und Patienten das Medizin tragende Element der Gesundheit. Die Aura der Medizin und des Medizinnahen bietet dem Patienten eine große emotionale Leistung. Der Patient kann diese sich zunutze machen. Sie bietet ihm letzten Endes persönliche Sicherheit. Der Patient kann selbst gut differenzieren, welche Kontakte ihm am meisten dienen und ihn in seinem (Selbst-)Bewußtsein stärken.

Detailerklärung zu Tafel VI Bio-, psycho- soziale Begleitung im Gesundungsweg mit Therapierelevanz

Welche Interaktion ('Placebowirkung') ist zu erwarten?
Der Funktionskreis von Therapeut und Patient ist durch eine spezifische Wirkung (benutzter Begriff 'Aura curae') bestimmt. Diese ist zusammengesetzt aus – vermeintlichen – Erinnerungen und Hoffnungen auf beziehungs-typische Prägungen aus den Erlebnissen des Patienten in vorangegangenen Befunderhebungen, Diagnostiken und Therapien. Der Begriff 'Placebo' verwirrt, weil er ursprünglich zur Pharmakologie und Arzneimittelprüfung gehört und in der Medizin laiesiert abwertend benutzt wird. Der Funktionskreis bezieht sich auf zwischenmenschliche Interaktionen und ist im Sinne medizinischen Tuns positiv besetzt.

Welche heilberufliche Aura kommt dem Patienten entgegen (Wohlfühleffekt)?
Eine Aura curae kann bestimmend wirksam werden. Ein Patient, der von einer psycho-sozialen Kontaktgestaltung angetan ist, wird diese zum Maß nehmen für weitere Kontakte. Ein Patient, der von Ritualen überzeugt ist, wird sich jeder traditionellen Weise des Herangehens an Gesundheit leicht öffnen. Vorzüge der Verfahren sind individuell geprägt. Die für die Ausübung des Heilberufes Verantwortlichen sollten diese funktionelle Umgebung sorgfältig pflegen.

Wer kontrolliert und korrigiert die Gesundungsschritte?
Aus gruppenbasierten Beobachtungsstudien sind spezielle Effekte bekannt. So ändern die Teilnehmer einer Studie ihr natürliches Verhalten, wenn sie wissen, dass sie unter besonderer Beobachtung stehen. Das kann sowohl übertragen werden auf akademische Lehre in einer Klinik oder Poliklinik, als auch auf Kontakt-Phänomene in der Praxis. Der Patient, der im 'Hörsaal' untersucht und behandelt wird, zeigt in der Regel günstigere Heilungsattribute. Er wird besonders beachtet. Auch der Patient, der in der Praxis in Gegenwart seines Familienangehörigen untersucht wird, fühlt sich in seinem persönlichen Sinne sehr stark beachtet! Das kann sich positiv oder negativ auswirken. Das muss man vor jeder prozeduralen Entscheidung erfahren. Offiziell gilt einerseits, dass sich der Heilberufler so zu verhalten hat, dass der medizinischen Schweigepflicht genüge getan ist. Andererseits hat der Patient alles zu unterlassen, was die Gesundung behindern oder verzögern könnte. Das Schrittmaß der Gesundung ist allerdings von kritischen psycho-sozialen Beeinflussungen abhängig. Alle partnerschaftlich am Gesundungsprozess Beteiligten haben sich permanent von der psychischen Überforderung fernzuhalten.

Viele Autoren bedeutender Berichterstattung im klinischen Bereich von Gesundheitsökonomie nutzen einen besonderen Test der Patientenempfindlichkeit. Dieser ‚Hawthorne-Effekt' besagt, dass die Teilnehmer einer Studie ihr natürliches Verhalten ändern, weil sie wissen, dass sie an einer Studie teilnehmen und unter Beobachtung stehen.

Originalbericht: Roethlisberger FJ, Dickson WJ & Wright H (1939): Management and the Worker. An Account of a Research Program Conducted by the Western Electric Company. Hawthorne Works, Chicago Ed. 14 1966. Harvard University Press, Cambridge, MA. ISBN 0-6745-4676-8.

Das kann einerseits zu einer falschen Einschätzung der Wirksamkeit von Arzneistoffen bei deren Testung führen. Andererseits kann sein, dass die Ergebnisse einer Studie durch die methodischen Ergebnisse der Studie selbst hervorgerufen werden. Betriebswissenschaftlich bedeutet die Entdeckung des Hawthorne-Effekts als Beweis für die Erkenntnis, dass menschliche Arbeitsleistung nicht nur von den objektiven Arbeitsbedingungen, sondern ganz wesentlich auch von sozialen Faktoren geprägt ist. Weitere Aussage ist der Nachweis, dass die Zufriedenheit von qualitativen Verbesserungen in jeder wichtigen Handlung, also auch der Patienten rein subjektiv ist und sich einer objektiven Aussage meist entzieht.

Diese inhaltliche Übertragung ist zu finden in: KENNETH, L L (2008): Is patient satisfaction sensitive to changes in the quality of care? An exploitation of the Hawthorne effect. Journal of Health Economics 27(2): 444-459.

8.3 Abbildung als Übersicht der Entscheidungs-Eigenheiten eines Patienten unter besonderer Berücksichtigung der Prognose (Abbildung 3)

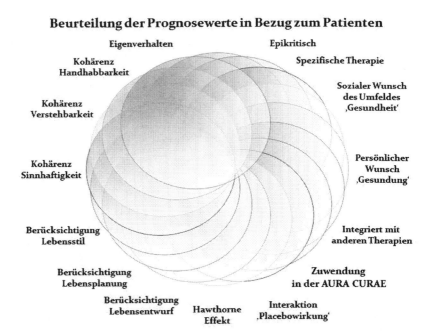

Beurteilung der Prognosewerte in Bezug zum Patienten

Eigenverhalten — Epikritisch

Kohärenz Handhabbarkeit — Spezifische Therapie

Kohärenz Verstehbarkeit — Sozialer Wunsch des Umfeldes ‚Gesundheit'

Kohärenz Sinnhaftigkeit — Persönlicher Wunsch ‚Gesundung'

Berücksichtigung Lebensstil — Integriert mit anderen Therapien

Berücksichtigung Lebensplanung — Zuwendung in der AURA CURAE

Berücksichtigung Lebensentwurf — Hawthorne Effekt — Interaktion ‚Placebowirkung'

Medizin und Medizinnahes unterliegen grundsätzlich strengen Regelungen wirtschaftlicher Entscheidungsfindungsprozesse in den Kliniken und Praxen. Das ist nicht nur Inhalt einer Qualitäts-Sicherungs-Perspektive, sondern auch eines tagtäglich abgeforderten Verhaltensmusters in Struktur, Prozedur und Determinismus. Allgemein wird dies unter dem Begriff des ‚Controlling' zusammengefasst. Während alle Dienstleistungen in der Medizin individuellen Merkmalen und strengen Reglementierungen unterliegen, ist die Prognose von Befunderhebung, Diagnostik und Therapie sehr vielen relativierenden Einflussfaktoren unterworfen. Folglich verbieten sich individuelle Vorhersagen jenseits der Ungewissheit. Das bedeutet, dass die Prognose eines Gesundungsvorhabens einer individuellen Einschätzung unterliegt. Keinesfalls folgt sie statistischen Wahrscheinlichkeiten. Die Prognose kann sich auch relativ schnell ändern, wenn aktive behandlerische Maßnahmen einsetzen, oder wenn die Beurteilung von Ergebnissen andere Einschätzungen des Patienten erfordern.

Diese Abbildung ist Merkposten in folgender Publikation: *Spranger H (2014):* Differentialdiagnostik der Kieferschmerzen. Regulationsmedizinischer Befund und integrative Therapie. Diplomica Verlag Hamburg. ISBN 978-3-95684-368-6.

Die Prognose der Gesundung wird grundsätzlich nachhaltig angedacht, um alle verfügbaren Ressourcen zu nutzen. Die Nachhaltigkeit ist ein Handlungsprinzip, das zu einer Stabilität und der natürlichen Regenerationsfähigkeit aller humaner (biologischer, psycho-somatischer, medizinischer und psycho-sozialer) Systeme führen soll.

Bei der Nachhaltigkeit handelt es sich um eine normative Wissenschaft. Ein Ziel ist die wissenschaftliche Fundierung nachhaltiger Praxis und Handelns. Es gilt wissenschaftlich zu fundieren „was sein sollte". Nachhaltigkeitswissenschaft ist multi- und transdisziplinär ausgerichtet. Nachhaltige Entwicklung übersteigt das Potential einer einzelnen wissenschaftlichen Disziplin. Nachhaltigkeitswissenschaft ist primär praktisch ausgerichtet. Ziel ist die Lösung von Existenzproblemen. In der Praxis geht es um das Management von nachhaltiger Entwicklung des Menschen.

Nachhaltigkeit ist im Zusammenhang mit Gesundheitswissenschaft zeichentypisch:

1. Gesundheitswissenschaften sind dann nachhaltig, wenn sie die aktuell gültigen wissenschaftlichen medizinischen Prinzipien mit den Paradigmen auf der Grundlage der modernen Physiologie und deren verwandten Wissenschaften konjugieren, um somit die Möglichkeiten zukünftiger medizinischer Weiterentwicklung zu unterhalten und zu fördern.

2. Ein Grundprinzip der Nachhaltigkeit besteht in der Förderung der Ressourcenproduktivität durch intelligentes Nutzen derer Weiterentwicklung.

3. Die Vernetzung medizinischer Paradigmen ist Voraussetzung für paradigmenübergreifende Synergien medizinischer Disziplinen unter ärztlicher Kompetenz.

4. Ein wesentlicher wissenschaftlicher Verantwortungsbereich liegt für die Praxis der ‚Nachhaltigen Gesundheitswissenschaften' in der Progredienz von Wissenschaft und Forschung. An diese Stelle tritt die weit verbreitete Diskussion um Verfahren, die sich in konventionelle, traditionelle, komplementäre und alternative Medizinen untergliedern. Die geführte Auswahl unter diesen geht über in die Planung von Integration von Tätigkeitserweiterungen.

5. ‚Nachhaltige Gesundheitswissenschaften' sind theoretisch ausgerichtet bei untrennbarer praktischer Tätigkeitserweiterung. Ziel ist die Konjunktion aktuell gültiger wissenschaftlicher medizinischer Prinzipien mit den Paradigmen auf der Grundlage der modernen Wissenschaften, um somit die Möglichkeiten zukünftiger medizinischer Weiterentwicklung zu unterhalten und zu fördern.

Den Klienten und Patienten ist in Medizin und Medizinnahem überantwortet, welche Stellung und welche zielführende Auswahl von Anwendungen sie aus dem breiten Spektrum natürlicher Regenerationsfähigkeit aller humaner (biologischer, psycho-somatischer, medizinischer und psycho-sozialer) Systeme wählen. Die Kompetenz der Mediziner und der Medizinnahen hat deren Auswahl kognitiv und emotional zu führen.

9 KOMMUNIKATIVE PROBLEMLÖSUNGEN

Kommunikation lebt von der Anstrengung, anscheinliche oder nur scheinbare Probleme lösen zu helfen. Das ist die Basis der Arbeit im Dialog zwischen Partnern. Jedes Gespräch macht Behauptungen auf, die verständig akzeptiert werden sollten. Alles Mentale führt zu neuerlichen Fragestellungen, die auf den Rückschluss warten.

Induktives Schließen, also das Ableiten von Schlussfolgerungen aus vorgegebenen Fakten, tritt als zentrale Komponente des Denkens dann in den Vordergrund, wenn es darum geht, Hypothesen aufzustellen und zu überprüfen, Bedingungszusammenhänge aufzuspüren, Voraussagen zu machen oder für das Auftreten bestimmter Ereignisse Wahrscheinlichkeiten festzulegen.

Induktion bedeutet in der Logik das Verfahren, vom besonderen Einzelfall auf das Allgemeine, Gesetzmäßige zu schließen, im Gegensatz zum umgekehrten Vorgang, der Deduktion. Der Induktion liegt die Annahme zugrunde, dass, wenn sich etwas bei einer Reihe von beobachteten Ereignissen als wahr erweist, es sich bei allen gleichartigen Ereignissen als wahr erweisen wird. Die Wahrscheinlichkeit der Richtigkeit hängt dabei von der Anzahl der beobachteten Ereignisse ab.

Eines der einfachsten Beispiele für ein induktives Vorgehen ist die Auswertung von Meinungsumfragen, bei denen die Antworten eines relativ geringen Prozentsatzes der Gesamtbevölkerung auf diese hochgerechnet werden. Diese Gegenüberstellung von Induktion und Deduktion geht auf den Begriff der "epagoge" bei Aristoteles zurück. Man unterscheidet bei der Analyse von Induktionen aufzählende Induktionen (auch: Induktion durch einfache Aufzählung, unvollendete Induktion, lat.: inductio per enumerationem simplicem) von ausscheidenden Induktionen. Die aufzählende Induktion wurde von Aristoteles beschrieben.

Bei der aufzählenden Induktion werden möglichst viele Einzeltatsachen angesammelt, um einen allgemeinen Satz, aus dem die diesen einzelnen Tatsachen entsprechenden Einzelaussagen folgen, einleuchtender zu gestalten. Das traditionelle Beispiel für diese Form der Induktion ist die Hypothese, dass alle Schwäne weiß seien. Es hat sich gezeigt, dass diese These durch zahllose Einzelbeobachtungen gestützt wird. Es hat sich aber auch gezeigt, dass diese Form der Induktion besonders anfechtbar ist, da eine einzelne Tatsache sie bereits widerlegen kann. Als in Australien schwarze Schwäne beobachtet wurden, waren die zahllosen Einzelfakten, die für die weiße Farbe aller Schwäne sprachen, wertlos.

Induktion liegt vor, wenn man von Einzelfällen auf generelle Sätze schließt. Induktion beschreibt den Weg von Basissätzen (über Hypothesenhierarchien) zu Theorien. Die Verbindung Induktion zu Schlussfolgerung ist formallogisch nicht zulässig, d.h. Induktion lässt sich logisch nicht begründen.

Bereits die klassischen Empiristen versuchten, menschliches Wissen durch Induktion zu erklären: Man gelangt durch induktive Verallgemeinerung von wahrgenommenen Gegebenheiten zur Erkenntnis von Gesetzmäßigkeiten. Nach Ansicht der logischen Empiristen kann dagegen das Wissen nicht mit theoriefreier Sinneserfahrung oder Beobachtungen beginnen, sondern es sind schon theoretische Konzeptionen (Annahmen, Begriffe etc.) vorauszusetzen. Das Induktionsprinzip wird von den logischen Empiristen daher nur zur Begründung und nicht zur Herleitung von Erkenntnissen eingesetzt.

Der kritische Rationalismus behauptet, dass es keine Induktion gibt, weil allgemeine Theorien nicht aus singulären Sätzen ableitbar sind. Sie können aber durch singuläre Sätze widerlegt werden, wenn sie mit Beschreibungen von beobachtbaren Sachverhalten kollidieren. Daraus ergibt sich das Prinzip der Falisifikation, das als Abgrenzungskriterium zwischen wissenschaftlichen und nichtwissenschaftlichen Aussagen benutzt wird. Einige Philosophen vertreten eine rein deduktive Logik.

Von vorgegebenen allgemeinen Aussagen wird mithilfe logischer Ableitungsregeln auf spezifischere Aussagen (Konklusionen) geschlossen, ohne dass der Informationsgehalt der Konklusion über die Prämisse hinausgeht Auf diese Weise kommt es nicht zu problematischen Erweiterungsschlüssen. [15]

Ähnlich ergeht es den kommunizierenden Klienten mit den Heilberuflern: Die große Weite der Diagnosebegriffe bringt im Medizinnahen und in Gesprächen mit Klienten und Patienten Unklarheiten mit sich. Davon ist auch eine gezielte Diagnostik in der Praxis nicht verschont.

Es ist daher vordringlich, den Diagnosebegriff für den Zweck berufstheoretischer und praktischer Abhandlungen schärfer zu formen. In der Regel müsste man akzeptieren, dass die diagnostische Zuordnung durch ein Sektionsergebnis und durch die feingeweblichen und kulturellen postmortalen Untersuchungen gestützt würden. Beides wünscht man nicht seinem Klienten und Patienten. Hier bedeutet „Diagnose" tatsächlich – im Sinne des allgemeinen Sprachgebrauches – „das richtige Erkennen und Benennen einer Krankheit".

In einem solchen Falle könnte man also von einer dia gnosis, d. h. von einem Durchschauen bis auf den Grund, sprechen. Zu einer akzeptierten Diagnose gehören zahlreiche Konklusionen und Exklusionen. Mit welchem Recht nennt aber der Arzt gewisse Fälle, beispielsweise „Grippepneumonien"? Er sichert weder stets hinreichend die Existenz eines Infiltrates, noch schließt er sämtliche anderen Pneumonieformen routinemäßig aus – von einer exakten ‚Grippe‘diagnose ganz zu schweigen!

Damit hat der Arzt oder nicht-ärztliche Heilberufler aber auch gar nicht das Recht, sich hier eines wissenschaftlich festgelegten Krankheitsbegriffes zu bedienen. Sein diagnostisches Resultat ist etwas anderes als die überzeugende Identifizierung eines Verlaufes mit einem solchen Begriff.

Die diagnostischen Rahmenbegriffe entwickelt der Heilberufler unbewusst, nach Maßgabe seiner schöpferischen Fähigkeiten, aus der eigenen Erfahrung heraus. Es sind persönliche Kompromisse angesichts der Unmöglichkeit, in der Praxis stets exakte Diagnosen zu stellen und darauf aufzubauen. Die allgemeine Tendenz geht naturgemäß dahin, diese persönlichen Diagnosenbegriffe umfassend zu gestalten.

Es soll ja möglichst kein „Fall" übersehen werden! Die Ausdehnung - gegenüber einer pathologisch gesicherten wissenschaftlichen Diagnose - wird also dort am augenscheinlichsten sein, wo ein „abwendbar gefährlicher Verlauf" und eine sehr wirksame, relativ harmlose Therapie gegeben sind.

Der Ausdruck „Diagnose" muss denjenigen Fällen vorbehalten sein, in denen tatsächlich eine Krankheit richtig erkannt und benannt worden war. Alles Andere gehört in den „Befund" und seine „Befundbesonderheiten" („o.B." = ohne Besonderheiten).

Von der Diagnose sollte man nur bei wissenschaftlich überzeugender Klärung einer kollegial abgestimmten Beratung sprechen. Anderweitige diagnostische Ergebnisse müssten als Klassifizierungen (von typischen Verlaufs- und Zustandsbegriffen usw.) gekennzeichnet werden.

Nicht namhaft gemachte Begriffe gehören auch nicht in die Kommunikation mit Betroffenen. Betroffene sind Klienten und Patienten ebenso wie die öffentliche Meinung. Für den Bedarf der medizinnahen Berufe ist die **Beschreibung von Befunden** obligat. Deren **Besonderheiten** sind im Vokabular der Medizin (s.o. „o.B.") enthalten und disponieren nicht zu Verwechslungen.

Medizin und Medizinnahes haben eine fachbezogen wohl definierte Linguistik. Im Verlaufe der Verallgemeinerungen haben sich Metaphern eingeschlichen, die die Forschung durchaus in eine innovative Richtung lenken können. Das wird für öffentlichen Konsens benötigt. Ebenso können diese Metaphern aber auch dadurch fehlleiten, dass sie andere, ebenfalls relevante Eigenschaften der Sachinhalte verdunkeln oder verdecken. Dazu gehören leider publizistisch und politisch relevante Schreckensbegriffe aus der Onkologie, zu denen sich Kampf- und Kriegsmetaphern, heute vor allem im Hinblick auf ‚Krebserkrankungen' gesellen. Ob die militaristische Rhetorik und Denkweise in Forschung und Therapie eine sinnvolle oder eine verhängnisvolle Einstellung gegenüber der Krankheit bewirkt, mag dahingestellt bleiben. Laiesierte Schreckensbegriffe wie „Tod, Selbstmord, Mord, Leiden, Koma, Krebs" u.A. säumen den Informationsweg des Tagesjournalismus. Es ist schwer, darin Spiegelbilder der menschlichen Schicksale zu finden, die verdeckt werden. Metaphern spiegeln immer auch den Zeitgeist wider, unter dem sie geprägt worden sind. Waren es in der Vergangenheit noch Themen der griechischen und römischen Mythologie, sind heute an deren Stelle Sprachbilder aus Informationstheorie und Ökonomie getreten. So gilt der Mensch in molekularbiologischer Perspektive als die Summe seiner genetischen Informationen, währenddessen er in ökonomischen Zusammenhängen neuerdings als mündiger „Kunde" apostrophiert wird, der aus einem bunten Angebot an Gesundheitsleistungen seine Wahl treffen soll. Der schärfere Begriff „Klient" trifft den realen juristischen Rahmen der Heilberufe durchaus besser als der leidenstypische des „Patienten".

Die medizinische Linguistik kennzeichnet Faktennomenklatur **semiotisch**, Begrifflichkeiten definiert sie **semantisch**. Fachsprache gehört zur Konversation innerhalb der Heilberufe. Politik und Gesellschaft verlangen im Zuge aufklärerischer Maßnahmen getreue Übersetzungen, die selbstverständlich verständnisgerecht sein müssen. Die Kunst dieser Übertragung ist öffentliches Merkmal von Plausibilität, das trainiert sein muss. Versteckspiel hinter Fachbegriffen vernichtet Compliance.

10 MEDIZINISCHE UND MEDIZINNAHE ENTSCHEIDUNGEN

Jeder Beschreibung einer Befundbesonderheit, jeder Erklärung eines Befundes, jeder Abstrahierung zur Diagnose, jeder Therapieplan und jeder Zustand nach Therapie, unterliegt für alle medizinnahen Berichterstattungen und deren Kommunikationen sowohl Entscheidungen, als auch deren Begründungen. Sie entsprechen der Jurisdiktion und sind vergleichbar mit detailliertem Urteil.

Dafür gilt aber, dass in der Kommunikation nur über syntaktische Wege Rückführungen möglich sind. Ein über Diagnostik und Therapie gesprochenes Wort kann man nicht ohne lange und umständliche, wenig glaubhafte Erläuterungen zwischen medizinnah Berufsausübenden und Klienten/Patienten „zurücknehmen". Grundsätzlich sind alle Urteile mit Entscheidungsgründen zu versehen. Die Entscheidungs-Begründungen haben drei gänzlich unterschiedliche Grundlagen:

1. Jede Entscheidung dient als Leiter für Argumentationstauglichkeit formaler Arbeiten in Befunderhebung, Therapieplanung und ihrer Verfechtung gegenüber dem Klienten, Patienten, Heilberufler und der Institution, für die der Heilberufler leistet.

2. Jede Entscheidung ist im Zwiegespräch mit den Partnern Heilberufler – Patient zur Sicherheit der Argumentation im Ritualraum mit den Betroffenen. Sie festigt die Glaubwürdigkeit. Daher darf sie auch nicht zurück genommen werden, ohne dies zu begründen. Daher muss sie dokumentiert werden und zur Erinnerung bereit stehen.

3. Jede Entscheidung hat Wurzeln in Anamnese, Befund und Katamnese. Sie ist Merkmal für alle Folgen, die eine Rekonstruktion erbringen muss. Sie ist daher eine rechtliche Grundlage. Ausnahmen gelten im Medizinnahen nur dort, wo Verantwortungen übernommen sind (z.B. im Kindschaftsverhältnis, in dem das Selbstbestimmungsrecht von den Eltern mit begleitet wird). [16]

Aus diesen so gemachten Feststellungen ergibt sich die zwingende Notwendigkeit, Befundbesonderheiten zu beschreiben, um zu kommunizieren. Kurz gefasste „Diagnosen" allein erfüllen nicht den Bedarf an exakter Information!

Entscheidungen werden unter Bewusstseinszwängen erwartet und getroffen.

Eines der obersten Gebote der Kommunikation im Medizinnahen ist das Verständnisgerechte. Es gibt reichlich Mittel und Wege, um Erklärungen zu verdeutlichen. Dazu gehören

- Das Eingehen auf den Verständigungsgrad, zu dem beide Partner bereit sind,
- Visuelle Hilfsmittel, die auditiv verstärkt werden können,
- Planbeispiele, die die Betroffenen nicht berühren dürfen, sondern erklärend wirken,
- Vergleiche aus populistischen Darstellungen, die niemals abgewertet werden,
- **Vor allem aber** Bezüge zu eigenem Verhalten und eigenen Erlebnissen.

Vertraulichkeit bleibt die persönliche Sicherheit der Kommunikationspartner. Es geht dabei um Wissen. Bei didaktisch und methodisch angemessener Vermittlung ist ethische Kompetenz das Resultat solcher Ausbildungsprozesse. Ethische Kompetenz verharrt auf der unverbindlich bleibenden Ebene des Spiels des bloßen Verstehens; sie ist als Reflexion ein Probehandeln unter einfachem Gesichtspunkt. Ihre Denkergebnisse können jederzeit wieder aufgelöst und neu geordnet werden, ohne Folgen für die Praxis. Diese ethische Kompetenz führt jedoch nicht notwendigerweise zu moralischer Kompetenz.

Moralische Kompetenz beweist sich im Handeln. Sie ereignet sich auf der Ebene des Ernstes mit verbindlichen, nicht reversiblen Konsequenzen. Ethische Kompetenz versteht, was sein soll („Kopf"). Moralische Kompetenz anerkennt das Verstandene („Herz") und befolgt es („Hand"). Moralische Kompetenz ist letztlich Bewährung im Tun. Zwischen Heilberufler und Patienten entsteht ein nützlicher Verbund, sich einzubringen, zu vollbringen, Engagement und Einfluss zu nehmen und sich gegenseitig zu beeindrucken. Letzteres zwingt dem Heilberufler besondere Disziplin auf, weil sein funktioneller Druck sehr fein mit dem Können abgestimmt sein muss. Die Tatsache, dass der Helfende nur seines Zieles gerecht werden kann, wenn er bestimmte Formen der Empathie wirken lassen kann, muss ihn emotionalisieren. Er öffnet sich den Ansprüchen des Klienten und Patienten, indem er versteht und intelligent interpretiert. Der intellektuelle Zusammenhang zwischen Verstehen und Erklären (in Form des Verständnisgerechten) findet auf der Ebene der Persönlichkeitsmerkmale von Heilberufler und Patienten statt. Der Therapeut hat seine Wirkung vorauszusagen, seine Führung mit Helferwillen, mit Wärme, Anteilnahme bis zur Suggestion zu übernehmen. Dabei berührt der Heilberufler die „aura curae" mit ‚caring effects' und psychosomatischen Effekten so stark, dass der Patient eine für ihn hilfreiche Beziehung entdecken kann. Diese Beziehung ähnelt einem therapeutischen Mythos. Der Patient ist auf unbedingte Glaubwürdigkeit und Sinnzusammenhänge hin zu führen, um damit seine Bereitschaft zur Gesundung zu beweisen. Für ihn gilt auch unbedingte Motivation zur Annahme von Hilfe und Zuwendungsmerkmalen. Die „aura curae" ist nicht nur mit der Person des Heilberuflers erschöpfend erklärt. Der Eintritt des Patienten in die Klientel des Therapeuten, der Wille, untersucht und behandelt zu werden, die institutionelle Akzeptanz der Räumlichkeit und die Übernahme von Verantwortung für rehabilitative Maßnahmen gehören dazu.

Aus diesen Voraussetzungen ergibt sich die Abstimmung mit der Individualität von Helfendem und Patienten. Gender-spezifische Merkmale müssen berücksichtigt werden, ebenso wie altersabhängige. Das ist der Praxis vorbehalten. Diese stellt sich mit spezieller Wirkungsorientierung im Ritualraum.

Das partnerschaftliche Verhältnis von Heilberuflern und ihren Patienten ähneln denen zwischen Psychologen und deren Klienten. Es folgt den Regeln von Übertragung - Gegenübertragung. In der Kommunikation gibt es vielfältige Resonanzen, die von beiden Handelnden ausgestanden werden müssen.

Kein Wort, kein Satz und keine Aussage bleibt ohne ein Mitschwingen der Partner. Heilberufler müssen Informationen und Meinungen übertragen. Ursprünglich wurde "Gegenübertragung" vom Therapeuten zum Klienten als etwas angesehen, das den Therapieverlauf stört und negativ beeinflusst. Infolgedessen war die Vermeidung von emotionalen Reaktionen gängige Lehrmeinung.

Dem Therapeuten wurde die Funktion eines „leeren Spiegels" zugeschrieben - in dem sich die verzerrten (weil übertragenen) Gefühle des Klienten abzeichneten - und er hatte peinlichst genau darauf zu achten, jede emotionale Reaktion in sich auszumerzen. Hätte er emotional reagiert, so hätte er im Verdacht gestanden, auf die Übertragungen des Klienten unbewusst reagiert zu haben. Und das wurde als Fehler gewertet.

Das Modell von „Übertragung und Gegenübertragung" impliziert eine in starkem Maße sezierend kontrollierende Haltung des Therapeuten und gibt Aufschluss auf eine spezifische, eher fehler- und pathologie-orientierte Sicht der therapeutischen Beziehung. Das Modell gründet zudem in einer Zeit, in der man davon ausging, dass der Therapeut eine objektive, eine von außen beobachtende, abstinent neutrale Position einzunehmen hat. Heute und nicht zuletzt aufgrund der Erkenntnisse und der Konstruktivisten geht man von anderen Prämissen aus. Man weiß, dass ein Therapeut immer auch Teil des Therapiekontextes bzw. des therapeutischen Systems ist. Der Therapeut ist mit seiner eigenen Biographie, mit all seinen Erfahrungen, seinen Gedanken, Gefühlen und mit seinen Erkenntnismöglichkeiten anwesend. Die Annahme, dass es eine objektive Wirklichkeit gibt, die von außen zu beobachten wäre, ist philosophisch und wissenschaftlich nicht haltbar. Gerade in sozialen Kontexten schafft die persönliche Bewertung und Bedeutungsumgebung eine subjektive Wirklichkeit. Insofern ist der Therapeut selbstverständlich aktiv an den „Konstruktionen der Wirklichkeit" beteiligt.

Die in jeder Beziehung Beteiligten tragen auch die Verantwortung für das medizinische Tun, das nach der Kommunikation erfolgt. Darum ist dieser Teil Schlüssel für die Leistungen. Allerdings muss man voraussetzen, dass beide in gegenseitigem Verständnis operieren und sich dessen auch bewusst sind.

Sehr viele populistische Einstellungen verneinen dies indirekt, indem sie dem Heilberufler die Wertigkeiten des „im weißen Kittel" Handelnden andichten. Das führt hinlänglich zu Diskrepanzen in beiderseitigem Auffassungsgrad. Deswegen haben viele Autoren den Begriff der „aura curae" weiter als üblich gefasst:

11 FUNKTIONSRAUM ZWISCHEN HEILBERUFLERN UND GESUNDENDEN

Ein Funktionsraum im herkömmlichen Sinne ist in der Klinischen Medizin ein veritabler Untersuchungsraum, in dem ambulant zum Beispiel diabetologische und endokrinologische Funktionsteste, wie zum Beispiel oraler Glukosetoleranztest, Hypoglykämietest, Kochsalzbelastungtest, Lasix-Renin-Test und viele weitere durchgeführt werden. Daneben nutzt der Funktionsraum den poliklinischen und klinischen Konsiliardienst, um Beratungstermine umzusetzen und Heilberuflern zuzuarbeiten.

In der Regel handelt es sich um Räumlichkeiten, die eine Abschottung des Klienten oder Patienten mit ihren Ärzten und wenigen Helfern voraussetzen und dann gestatten. Coping-Gruppen für chronische Schmerzkranke werden vorher auf Einzeltermine aufgeteilt. Symptombezogene Anamnese, sowie Verhaltensanalyse (z.B. Ess-, Trink- und Bewegungsverhalten), biografische, Familien- und Sozialanamnese, werden besprochen und dokumentiert. Dort erfolgt eine Klärung von Begleiterkrankungen (Komorbiditäten) und operationalisierte psychologisch-psychometrische Diagnostik. Die Räumlichkeit bietet für die Partnerschaft zwischen Heilberufler und Klienten oder Patienten vor allem aber die Klärung der Behandlungsmotivation und Therapiefähigkeit (mindestens deren Indikation).

Auf diese Weise wird ein Raum zur deutlichen Grenze für andere Heilberufler, Klienten und Patienten, und gestattet diejenigen Kontakte, die in der klassizistischen Aufgabenstellung der Ärzte nur ihnen vorbehalten war. Die Initiative zur Zuwendung findet dabei die bereitwillige Übertragung der Probleme, die der Klient spürt.

Der ‚Funktionsraum im übertragenen Sinne‘ ist gedacht, aber dann sorgfältig geplant. Er bezieht zunächst nur das persönliche Verhältnis zwischen Heilberufler und Patient ein und gestattet beiden die umfangreichste Auseinandersetzung mit einer anstehenden Problematik und den für diese maximalen Zuwendungen.

Es ist zwar bedauerlich, aber doch alltäglich, dass das zuwendende Gespräch des Arztes mit dem des Priesters verglichen wird.

Die Wurzeln dieses Missverständnis liegen in der Auffassung der PriesterÄrzte in Ägypten und anderen klassischen Kulturen, z.B. in Perú. Initiativläsion der Argumente ist dort, wo das Kranksein als eine Strafe empfunden und beklagt wurde. Solche Schäden verlangen nach Sühne. Unsere Kulturen ersetzen dies durch die Beichte.

Alternativ zur Beichte im Beichtstuhl bieten Priester das so genannte Beichtgespräch an. Es findet meist in einem Nebenraum der Kirche oder im Pfarrhaus statt. Während des persönlichen Gesprächs bekennt der Beichtende seine Sünden und zeigt seine Reue. Der Priester spricht die Worte der Vergebung und legt dem Gläubigen die Hände auf. Da die Bürger unserer Nationen in der Regel mit den Religionen in Berührung gekommen sind, drängt diese Art der Kommunikation – wenn auch zunächst nicht bewusst – sowohl den Gesundheits-geschwächten, als auch den schwer-Leidenden zur Verständnis-Insolvenz, was er denn getan habe. Hier wird das geprüfte Sinnbild der rationalen Abfuhr von Problemen durch wissenschaftliche Kenntnis vernichtet. Diese verwechselnden Tatsachen sind auch historisch belegbar. Jeder Gläubige (angefangen vom Steinzeitmenschen, der Elemente vergöttern musste, bis zum fanatischen Naturalisten unserer Zeit) sucht intuitiv das „Geheimnis, woher Du kommst“ und setzt, weil dieses Wissen fehlt, eine Gestaltung an diese Stelle (Gott).

Dagegen wird der moderne Wissenserwerb zentripetal gestaltet. „Was ist heute welche Sache, woraus begründet sie sich naheliegend?" geht von einer völlig anders liegenden Determinante aus (ständig in Zweifeln bestimmte Wissenschaft). Medizin ist logisch gebaut, weil sie nahe liegende Begründungen benötigt. Deshalb setzt der Heilberufler auf die Anamnestik und nicht auf den Zweifel an der Kausalität. Beide – Priester und Heilberufler – haben hingegen das Problem, mit den Berichten Anderer fertig zu werden und zu helfen. Daraus erwachsen Beichtgeheimnis und Schweigepflicht. Das Beichtgeheimnis ist jedoch eng verbunden mit der Erwartung des Gläubigen, dass ihm danach alle Sünden vergeben werden. Das ärztliche Gespräch mit der Erwartung der Zuwendung und der Hilfe ist dagegen zunächst im Ergebnis offen.

Der Klient benötigt verstärkende Faktoren, um seine Zukunft mit Hilfe der heilberuflichen Zuwendung optimistischer zu sehen.

An diese wichtige Stelle der Partnerschaftlichkeit gehört auch die Sinngebung der bedeutendsten Rituale, nämlich der um die Hilfe am Lebendigem.

Das war nicht nur heutige Auffassung, sondern auch der Grund, warum die ägyptischen Priester zugleich als Ärzte tätig wurden. Dabei wird von allen Patienten, denen der Priester-Ärzte und denen der Schamanen, eine „Compliance" erwartet oder sogar verlangt. Geheimnis und Schweigepflicht versichern den Fragenden. Bekennt ein Christ im Sakrament der Beichte seine Sünden, ist der Priester zur völligen Geheimhaltung verpflichtet. Egal wie schwer wiegend mögliche Argumente sein können, der Priester kann vom Beichtgeheimnis nicht entbunden werden. Vor Gericht kann er das Zeugnis-Verweigerungsrecht geltend machen.

Verletzt ein Priester das Beichtgeheimnis, begeht er eine schwere Sünde. Er verliert die Beichtvollmacht sowie all seine Ämter und Würde. Nach der Beichte darf der Beichtvater übrigens nur mit ausdrücklicher und freiwilliger Erlaubnis mit dem Beichtkind über seine Sünden sprechen.

Wer zufällig etwas aus einer Beichte erfährt, ist ebenfalls zum Schweigen verpflichtet. Die Beichte bei einem Priester ist die sakramentale und persönlichste Form der Sündenvergebung. Hier erfährt der Gläubige (z.B. bei schwerer eigener Schuld) die unmittelbare Zusage der Vergebung Gottes durch den Priester.

Die Schweigepflicht der Heilberufler bedeutet nichts Anderes. Der Patient muss sich darauf verlassen können, dass Pflegende und Helfende nur in seinem Sinne ihre interne Kommunikation nutzen, um seine Vermutungen und Hoffnungen weiter in ihren eigenen Bereich zu tragen.

Ritualisierung verringert erfolgreich Angst und Stress.

Wissenschaftler um *David Eilam* fanden heraus, dass Rituale beruhigen und helfen, Stress zu bewältigen. Wiederholendes Verhalten im Alltag kommt nicht nur beim Menschen, sondern auch in der Tierwelt vor, beispielsweise beim Balzverhalten. [17]

Forscher teilten eine Handlung in drei verschiedene Phasen ein.
- Die erste dient der Vorbereitung,
- die zweite der eigentlichen Aktion und
- die dritte der Bekräftigung.

Die erste und die dritte Phase sind für die eigentliche Tätigkeit oft gar nicht nötig, finden aber trotzdem statt. Ein Ball-Spieler vor einem Freiwurf dribbelt den Ball. Für den Wurf selber ist das unnötig, nimmt ihm aber Unsicherheit, da es für ihn ein gewohntes Vorbereitungsritual darstellt. „Die Routine im Moment vor dem Ballwurf hilft den Spielern, sich zu konzentrieren und zu kontrollieren".

Die Aufteilung der Handlung in diese drei Phasen ist auch im Hinblick auf Menschen mit Zwangsstörungen interessant. Die Patienten einer Zwangsneurose betonen oftmals die Phase der Bekräftigung sehr stark. Sie sehen zum Beispiel dreimal nach, ob sie den Küchenherd abgestellt haben, weil sie sich nicht sicher sind, dass die Handlung auch wirklich abgeschlossen ist (Grenzritual).

Darin liegt der Unterschied zu „alltäglichen" Ritualen. Bei denen sind sich die Menschen über eine ihnen bekannte Ablaufform durchaus bewusst. Da die Betonung der verschiedenen Phasen bei jedem Menschen sehr variiert, sind Rituale einzigartig wie Fingerabdrücke. [17]

Um hingegen Ritualisierungen zu verstehen, ist es nötig, diese in Verhaltensmustern vieler Tierarten zu beobachten und in das Menschliche zu übersetzen. Ethologen haben die Veränderungen, die im Einzelnen bei der Ritualisierung eines Verhaltensmusters auftreten, sowohl auf der Seite der Signifikanten als auch auf der Seite der Signifikate zusammengestellt.

Auf der **Signifikatseite** ist klar, dass eine Umfunktionierung erfolgt von einem physischen Zweck zu einer Mitteilung:

- Modifiziertes Füttern und Nestbauen wird zum Mittel von Flirt und Balz (Vögel).
- Modifizierte Hautpflege wird zum Mittel des Grüßens (Lemuren).
- Modifiziertes Zähne-Blecken und Beißen wird zum Mittel von gemeinsamer Entspannung und Spiel (Säugetiere).
- Modifizierter Gebrauch der Sexualorgane wird zum Mittel der Beschwichtigung (Paviane).

Auf der **Signifikantenseite** unterscheiden sich ritualisierte Bewegungsmuster von den Ausgangs-Bewegungen durch folgende Modifikationen:

- Übertreibung: Der Bewegungsverlauf wird in Amplitude und Frequenz gesteigert und dadurch prägnanter gemacht.
- Vereinfachung: Der Bewegungsverlauf wird auf wesentliche Komponenten reduziert. Auch das fördert die Prägnanz.
- Stereotypisierung: Die Kontextabhängigkeit des Bewegungsverlaufs wird eingeschränkt, so dass er in allen Situationen gleich erscheint.
- Vereinheitlichung: Die teilweise entgegen gesetzten Bewegungsparameter (langsam / schnell, nach vorn / nach hinten usw.) werden harmonisiert, so dass der Bewegungsverlauf eher als eine Einheit erscheint. (Ein Beispiel ist der Zickzack-Tanz des Stichlingsmännchens im Gegensatz zum unschlüssigen Hin-und-her-Laufen des verwirrten Liebhabers.)
- Iterierung: Die rhythmisierte Wiederholung des ganzen Bewegungsmusters oder einzelner seiner Teile verstärkt die Aufmerksamkeit des Adressaten auf die Bewegung als Zeichenträger.
- Haltungsänderung: Die Körperhaltung wird im Hinblick auf den Adressaten geändert. Meist kommt es zu deutlicher Zuwendung; in einigen Fällen (etwa beim Aufwiegel-Geschnatter der Enten) handelt es sich um vorgebliche Zuwendung zu einem Dritten (dem fiktiven Störenfried).
- Intensivierung: Im Vergleich zum vorherigen und nachfolgenden Verhalten wird die ritualisierte Bewegung mit höherer Intensität (d.h. vor allem besonderer Sorgfalt der Artikulation, verstärkter Aufmerksamkeit und spezieller Zuwendung zum Adressaten) durchgeführt, so dass sie sich deutlich vom übrigen Verhalten abhebt.

Menschliches Verhalten ist vielfältiger als tierisches und meist weniger direkt auf klare Zwecke im Sinne der Arterhaltung zurückzuführen. Doch ist es beim Menschen ebenso wie bei den Tieren möglich, Handeln mit einem physischen Zweck von Handeln mit einem kommunikativen Zweck zu unterscheiden.

These ist, dass die menschlichen Alltagsgesten, soweit sie nicht auf der Modifikation von angeborenen Reflexen beruhen wie das Gähnen, Lachen oder Weinen, aus Handlungen mit einem physischen Zweck entstanden sind, die zunächst mit der Anzeige dieses Zwecks kombiniert wurden und dann den ursprünglichen Zweck zugunsten der reinen Anzeige verloren haben.

Das gilt für die Phylogenese des Gestenverhaltens und seine historische Weiterentwicklung ebenso wie für die Ontogenese des Gestenverhaltens, d.h. das Erlernen der in einer Kultur üblichen Gesten durch jeden in dieser Kultur aufwachsenden Menschen. Anders als bei vielen Bewegungsmustern der Tiere handelt es sich bei den Alltagsgesten des Menschen kaum um angeborene, sondern meist um erlernte Bewegungsmuster. Im Medizinnahen werden nur emblematische Alltagsgesten betrachtet, d.h. konventionelle Bewegungsmuster mit feststehenden Bedeutungen, die zu kommunikativen Zwecken produziert werden. [18]

Die **Intensivierung** ist das typische Verhaltensmuster des Heilberuflers, der Zuwendung im rituellen Raum bezogt. Diese Intensivierung kann durch verschiedene Medien erfolgen. Das in der Medizin Übliche ist das der pharmazeutischen Unterstützung.

Kommunikationsmodelle in der Anwendung bio-medizinischer Placebos sind semiotisch und semantisch voller Probleme. Diese sind jedoch nicht streng fachlich unterlegt, sondern haben ihre Wurzeln im medizinischen Laientum.

Auf- und Abwertungen der Placebo- und Nocebo-Begriffe haben in der Regel wenige inhaltliche Bedeutungen, sondern strahlen aus mehreren Facetten vom Fachlichen hinein bis in das Umgangssprachliche.

Klinisch-pharmakologische Studien sind wichtig, um Forschung und Entwicklung der Medizin in die Praxis zu übersetzen. Sie werden in der Regel als Teil einer Qualitätssicherung für Klienten und Patienten der ärztlichen und nicht-ärztlichen Heilberufler verstanden. Ihre Aussagen sollen als Deckung von Einzelfall-Beobachtungen und summarischen Publikationen dienen. Wirkstoffe, die als Medikamente benutzt werden, sollen systematisch und mit allen ihren Begleitstoffen geprüft sein mit dem Nachweis, ihre Wirksamkeit und Verträglichkeit als getestet erklären zu dürfen.

Der Wirksamkeitsnachweis wird unter anderen Maßgaben mit **Placebo- kontrollierten Studien** gegen dem Verum ähnlich erscheinende, medikationsfreie ‚Leer'-Präparate erstellt. Dieser Begriff wird benutzt, um herauszustellen, dass im Einnahme-kontrollierten Präparat der Wirkstoff-frei ‚**verblindet**', also nur scheinbar, aber mit derselben äußeren Form eingesetzt worden ist. Andere Details sind durch das deutsche **Arzneimittelrecht** geregelt. Die Wirkstoffe unterliegen **vor ihrer ‚Zulassung'** einer strengen **Kontrolle**. Für diese sind in den Staaten der Europäischen Union mittlerweile zwei einheitliche Verfahrensregeln in Kraft. Hierbei hat der Pharmaunternehmer die Auswahl zwischen der zentralen und der dezentralen Zulassungsprozedur sowie dem Verfahren der gegenseitigen Anerkennung. Bei der zentralen **Zulassungsprozedur**, die für bestimmte Arzneimittel, darunter gentechnisch hergestellte, verpflichtend ist, wird das Dossier direkt bei der Europäischen Arzneimittelagentur eingereicht. Nach erfolgreicher Prüfung und Konsultation der Mitgliedsstaaten erteilt die EU-Kommission eine europaweite Zulassung.

Beim Verfahren der gegenseitigen Anerkennung wird der Zulassungsantrag in einem einzelnen Referenzstaat eingereicht. Bei erfolgter Zulassung in diesem Staat kann diese nationale Zulassung in einem zwischen den nationalen Arzneimittelbehörden koordinierten Verfahren auf weitere Mitgliedsstaaten ausgeweitet werden. Ähnlich verhält es sich mit der **Kommunikation über Medizinprodukte.**

Diese Produkte sind Instrumente, Apparate, Vorrichtungen, Software, Stoffe und Zubereitungen aus Stoffen oder andere Gegenstände **mit medizinischer Zweckbestimmung,** die vom Hersteller zur Anwendung für Menschen bestimmt sind. Anders als bei Arzneimitteln, die pharmakologisch, immunologisch oder metabolisch wirken, wird die bestimmungsgemäße Hauptwirkung bei Medizinprodukten primär auf physikalischem Weg erreicht. Medizinprodukte sind zum Beispiel Verbandstoffe, Infusionsgeräte, Katheter, Herzschrittmacher, Sehhilfen, Röntgengeräte, ärztliche Instrumente und Labordiagnostika.

Sie sind zulassungspflichtig und werden in Deutschland mit dem CE-Zeichen gekennzeichnet. Die wirtschaftliche Bedeutung der Medizinprodukte ist gewaltig. Der Umsatz der deutschen Medizinprodukteunternehmen liegt im Jahr bei etwa 20 Milliarden Euro. Die Branche beschäftigt etwa 175.000 Personen. Deutschland ist weltweit nach den USA und Japan der drittgrößte Markt für Medizinprodukte.

Klinisch-katamnestische Studien gelten bestimmter Behandlungsformen oder medizinischer Interventionen auf ihre Wirksamkeit und Sicherheit. Sie gelten als Bestätigungen des jeweiligen Erkenntnis- und Wissensstandes in Relation zum medizinnahen Stand der Akzeptanz unter Berücksichtigung aller vorhandenen Literatur. Um äußerliche Störeinflüsse zu minimieren, werden derartige Studien in einem kontrollierten Umfeld durchgeführt. Nachbeurteilungen müssen ermöglicht werden.

Zwei wesentliche Begriffsinhalte bestimmen die so entstehenden **Kreuzgutachten:**
- **Der eine Begriffsinhalt ist der der Evidenz, ebM (evidence based medicine),**
- **evidence elected empirical medicine,** sowie
- **non-evidential-type informations for medicine;**

der andere Begriffsinhalt bestimmt die Beurteilung durch ebenbürtige Fachkundige aus den betreffenden Wissensgebieten. Das **Peer Review** beinhaltet Korrekturen, die zu befolgen sind. Nicht in jedem Fall ist infolge des Anfalles kleiner Datenmengen eine statistische Signifikanzanalyse vorsehbar. Deshalb bleibt die Einzelbeobachtung, also der Deskriptions-Bericht über die Fälle von „Nicht kontrollierten therapiebezogenen Beobachtungen" ein Mittel der Wissenschaftlichkeit. [19]

In derartigen Fällen von Fallbeschreibungen wird sowohl auf „Prognose mit Therapie" und „Prognose ohne Therapie", auf der Begleitung der **Placebowirkung,** abgestützt. Die allgemein für Untersuchungsberichte für Publikationen gewählte grobe Unterscheidung erfolgt in Einzelfall-Berichte und **Metaanalysen.** Metaanalysen stützen sich auf viele bereits publizierte Ergebnisse, die gewichtet werden, damit die auszuwertenden Datenmengen groß sind. Ein Beispiel sind die Inhalte der Metastudien innerhalb der Homöopathie.

Aus der kühlen Wissenschaftlichkeit kam im Monat August 2005 eine bemerkenswerte Schlussfolgerung, die sich „Tendenz" nennt, aber mit der Homöopathie hart ins Gericht geht:

„Biases are present in placebo-controlled trials of both homoeopathy and conventional medicine. When account was taken for these biases in the analysis, there was weak evidence for a specific effect of homoeopathic remedies, but strong evidence for specific effects of conventional interventions. This finding is compatible with the notion that the clinical effects of homoeopathy are placebo effects." [20]

‚The Lancet' verkündete die Metaanalyse zur Wirksamkeit homöopathischer Behandlungen. Die Autoren sind der Frage nachgegangen, ob es sich bei den immer wieder berichteten klinischen Wirkungen der Homöopathie um „Placebo-Effekte" handelt. Dazu wertete die schweizerisch-britische Forschergruppe insgesamt 220 Studien aus. In der Hälfte davon ging es um homöopathische Behandlungen, in der anderen Hälfte um allopathische, also so genannte schulmedizinische Therapien. Untersucht wurde die Wirkung bei den verschiedensten Erkrankungen, etwa Atemwegsinfekten, Pollenallergie und neurologischen Leiden.

In all diesen Studien war immer auch eine Scheinbehandlung vorgenommen worden, hat man doch gelernt, dass ohne Abzug des Placebo-Effekts der Erfolg einer Therapie stark überbewertet werden kann. Die kühle Wissenschaftlichkeit dieser Arbeit trägt allein durch diese Sammlungs-Wahl Fehler. Methodisch analysiert wurden ausschließlich placebo-kontrollierte randomisierte Therapiestudien, die Medikationswirkung erläutern, aber nicht das Ärztliche. Auf die große Mehrheit der Ärzte wirkt das Prinzip "Ähnliches mit Ähnlichem zu bekämpfen" als eine Alternative, die dem Arzt-Patienten-Verständnis Anziehungskraft schenkt.

Der Homöopathie ist schon längst eine Berechtigung im Medizinbetrieb eingeräumt. Sie ist eine erklärte Regulationsmedizin mit der Ausstattung einer wissenschaftspraktisch etablierten Grundinformation. Sie gehört in die Medizinkultur, wenngleich auch in die vortechnokratische Zeit. Als typisch für traditionelle Medizinen baut sie auf Allgemeinverständnis ihrer Zeit auf.
Dazu kommt, dass dem Medium ‚Wasser' auf physiko-chemischer Grundlage ein gewisses Maß an Informationsvermittlung zugestanden wird, das dem Wirkungspotential der Homöopathie zugerechnet ist. Hinzu kommt, dass die gewählte, moderne Analysemethodik der Meta-Regression wenig robust gegenüber geringen Abweichungen der Formulierung der statistischen Modelle ist.

Damit stimmen also die Sicherheitsgrade der kritisierten Quell-Arbeiten und der Analyse nicht überein. Aus dem Ergebnis aber, zu dem die Forscher bei ihrer ansonsten sorgfältigen Analyse gekommen sind, können die Vertreter einer strengen konventionsgestützten evidenzoptimierten Medizin gemeint, eine schlagwortartig knappe, für sie erfreuliche, aber auch eine schmerzlich in die Tiefe gehende Botschaft ableiten. Wir haben sie unter dem Mantel einer Neu-Formulierung der so genannten Placeboeffekte als **Sinngerichtete Zuwendung** betrachtet und strukturiert. [21]

Zur Sinn-gerichteten Zuwendung gehört in der ärztlichen Hilfe und der stationären Pflege eine immerwährende personenspezifische Information. Dass diese in einer Art stattfindet, die dem Rezeptanten (dem Klienten oder Patienten) verständnisgerecht sein muss, liegt auf der Hand. Fremdsprachliche Barrieren überwindet man selbstverständlich nicht durch Übersetzer, sondern hauptsächlich durch nichtsprachliche Kommunikation. Dazu gehören neben der Körper-Haltung eine Mimik, eine Gestik und eine Sprache, die der Zuwendung angepasst sein sollte und den gesamten Raum füllen darf. Diese Sinn-gerichtete Zuwendung kann durchaus therapeutischen Nutzen signalisieren.

Eine Aufsehen erregende und kommentierte Studie über ‚Placeboforschung' kam 2012 auf. Sie betrifft die Schutzmedikation in der Transplantationsmedizin. Dazu ist sachbezogen zu erläutern: Interferone und Interleukine sind Eiweiße, die wichtige Funktionen in der Immunabwehr des Körpers erfüllen. Ihre Konzentration kann durch das Chemotherapeutikum Cyclosporin herabgesenkt werden, was vor allem von Bedeutung ist, um Abstoßungsreaktionen transplantierter Organe zu vermeiden. In der vorliegenden Studie bekamen Ratten und Menschen Cyclosporin verabreicht, um die Konzentration an Interferon-Gamma und Interleukin-2 abzusenken. [22] Vorab wurde ihnen ein übel schmeckendes Getränk verabreicht. Dieser Vorgang wurde an den nächsten beiden Tagen wiederholt. Anschließend konnte noch drei Tage später ohne weitere zwischenzeitliche Cyclosporin-Behandlungen eine ähnliche Immun-Unterdrückung erreicht werden, wenn das übel schmeckende Getränk alleine verabreicht wurde. Diese Art der Immunsystem-Programmierung im Sinne einer klassischen Konditionierung ist bereits bekannt gewesen. [23]

In einer nachfolgenden Studie konnte zum ersten Mal gezeigt werden, dass die Immununterdrückung auch noch über eine Woche lang nach der letzten Cyclosporingabe abrufbar war, wenn das Getränk alleine verabreicht wurde.

Die Unterschiede waren in den Rattenversuchen zu allen Zeiten signifikant. Die **Einschätzung dieser Arbeit im Rahmen der Placeboforschung** fällt in mehrerer Hinsicht eine besondere Bedeutung zu, beschreibt sie doch die intensive und anhaltende Kommunikation zwischen zentralem Nervensystem und peripherem Immunsystem (und zwar in beide Richtungen). Das spätere **Abrufen der Immunreaktion allein mittels des Placebos** kann möglicherweise zur Therapie-Optimierung genutzt werden, in dem Sinne, dass beispielsweise Cyclosporin-Konzentrationen verringert werden können, wenn gleichzeitig das Placebo verabreicht wird.

> **Vertrauen ist das größte Kapital der Medizin. Zum Vertrauen gehört das Gefühl des Betroffenen, geborgen zu sein. Ohne Vertrauen ist jede Therapie schon deswegen wertlos, weil der Patient die Ratschläge seiner Helfer und seiner Pfleger nicht lange befolgt. Je besser die medizinnahen Heilberufler es verstehen, Zuversicht zu wecken, umso schneller und mit umso weniger Schmerzen werden ihre Patienten gesünder.**

Wie bekannt, erzeugt schon die Tonlage, in der ein Heilberufler mit dem Menschen in der Station spricht, einen Unterschied. Besonders erfolgreich sind diejenigen, die Einfühlungsvermögen mit klarer Information verbinden und dabei den Patienten Wahlmöglichkeiten geben.

Leider wird der Placeboeffekt in der Literatur sehr häufig unglücklich interpretiert. Diese Missinterpretation stammt meist aus der Pharmakologie und bezieht sich ausschließlich auf die so genannten Leerkontrollen, also wirkstofffreie Mittel. Tatsächlich ist innerhalb der „aura curae", der Begegnung von medizinnahen Berufen mit Patienten, ausschließlich bereits die Anwesenheit des nicht-ärztlichen Heilberuflers verbunden mit Vertrauen bildender Maßnahme. Auch dieser Effekt setzt ausschließlich auf Vertrauen. Schöpft der Kranke Hoffnung, regt er seine Selbstheilungskräfte an - und sein Leiden wird besser erträglich.

Die sinngerichtete Zuwendung ist eine Krücke. Sie funktioniert, weil sowohl die Heilberufler, als auch die Patienten an die Tatsache glauben, dass ihnen geholfen werden wird. Selbst die Erwartung eines Schmerzes verursacht aktive ZNS-Tätigkeit, die dann durch die ihr eigene Aktivität zur Schmerzerträglichkeit führt.

Wir brauchten die psychische „Vorbereitung" somatischer Befunde nicht, würden wir die Fähigkeit unseres Körpers, mit Krankheitssymptomen fertig zu werden, höher einschätzen und ihr vertrauen. **Von hoch entwickelter Medizin umsorgt, haben wir dieses Vertrauen verlernt. Und die Medizin hat verlernt, dass sie nicht nur die Wissenschaft vom Heilen ist, sondern auch Heil-'Kunst'.**

Sinngerichtete Zuwendung kann und soll auch nicht Therapie ersetzen. Kein verantwortungsvoller ärztlicher und nicht-ärztlicher Heilberufler wird seinen Patienten den Schatz der modernen Medizin vorenthalten und sie ‚mit Zuckerpillen und Kräuterkuren abspeisen'. Vielmehr werden die Erkenntnisse über den Sinn gebenden Zuwendungseffekt helfen, die naturwissenschaftlich begründete Medizin weiterzuentwickeln. Denn Gesundung entsteht am ehesten beim Zusammenkommen von Wirkstoffen und Glauben an ihre therapeutische Wirkung.

Heinz von Förster (Professor für Informatik, Biophysik, Physiologie), einer der Mitbegründer konstruktivistischer Ideen, hat 1974 treffend einfach formuliert: [24]

„Es ist doch ein unglaubliches Wunder, das hier stattfindet. Wenn man nur für einen Moment sagt: Das bist du, der diese Sicht der Welt produziert, das ist nicht draußen, das ist nicht irgendeine sogenannte objektive Wirklichkeit, auf die man sich beziehen kann. Man kann nicht mehr andere verantwortlich machen für das, was man sieht, denn man ist ja selbst derjenige, der diese Sicht konstruiert. Die Menschen erhalten ihre Verantwortung in größtmöglichem Maße wieder zurück, können sie nicht an irgendeine übergeordnete Instanz oder irgendwelche äußeren Umstände abschieben. Sie werden Beteiligte.

In diesem neuen Verständnis ist der Therapeut ein Beteiligter - und das hat nachhaltigen Einfluss auf die Art der Gestaltung der therapeutischen Beziehung. *Ich plädiere dafür, die therapeutische Beziehung als eine partnerschaftliche Kooperation zu sehen, bei der jede beteiligte Person eine spezifische Verantwortung trägt: Der Klient trägt die Verantwortung für sich selbst und für sein Thema, mit dem er in Therapie gekommen ist. Der Therapeut trägt die Verantwortung für sich selbst und für seine Interventionsangebote und unterstützt den Klienten darin, eigenverantwortlich sinnvolle Lösungskonzepte zu entwickeln. Eine logische Konsequenz aus dieser Sicht ist, dass der Klient innerhalb einer kooperativen therapeutischen Beziehung lernt, mehr und mehr in eigene Kompetenzen zu vertrauen, sein Selbstbewusstsein und seinen Selbstwert weiter zu entwickeln und selbständig Lösungen zu entwickeln."* **[24]**

Die in jeder Beziehung Beteiligten tragen auch die Verantwortung für das Tun, das während und nach der Kommunikation erfolgt. Darum ist dieser Teil Schlüssel für die Leistungen. Allerdings muss man voraussetzen, dass beide in gegenseitigem Verständnis kommunizieren und sich dessen auch bewusst sind. Dazu kommt, dass man nicht nur von den Betroffenen der partnerschaftlichen Kontakte (den Patienten / Klienten) eine Reihe von Einverständnissen erwartet, sondern selbstverständlich die Tragfähigkeit der Kontakte der pflegenden und helfenden Berufe im Medizinnahen stärken muss.

12 GRUNDZÜGE DER EMOTIONALEN INTELLIGENZ

Mit dem Ausdruck des Neuen wird zur Zeit spekuliert, die bisherige Schau der Intelligenz durch die ‚**Klugheit der Gefühle**‘ zu ersetzen. Selbst in Ländern, die nicht unbedingt der weiten Akademisierung huldigen, wird diese als tragender Faktor für den Erfolg im Wirtschaftlichen und der allgemeinen Kommunikation angesehen. Globale Fortschritte werden durch die Bewertung des Einsatzes von Emotionaler Intelligenz (EI) als Kontrapunkt zum Intelligenz-Quotienten ‚I Q‘ erwartet. Vielfach sollen Führungskräfte erfolgreich vor allem über eine hohe Emotionale Intelligenz verfügen. Darunter versteht man die Fähigkeit, Emotionen in Bezug auf sich selbst und andere Menschen wahrzunehmen, auszudrücken, zu verstehen und sinnvoll zu handhaben. Spätestens seit der Veröffentlichung dieser Wertung Mitte der Neunziger Jahre ist Emotionale Intelligenz zu einem Standardbegriff geworden, dem in Wissenschaft und Öffentlichkeit hohe Aufmerksamkeit geschenkt wird, selbst wenn oft darüber kontrovers diskutiert wird.

Der Emotionale Intelligenz-Begriff erweiterte das bisherige Intelligenz-Konzept um die überlebensnotwendige Fähigkeit des Menschen, sich in Situationen und in andere Menschen einfühlen zu können. Die Feinheiten der Theorie vom E I finden auch Kritiker. Gleichwohl ist Emotionale Intelligenz inzwischen zu einer absolut wichtigen Anforderung im Personalbereich geworden. Dort zählt die Fähigkeit der Emotionalen Intelligenz zu den wesentlichen Wunschkriterien.

Für die Besetzung einer leitenden Position soll der Grad an Emotionaler Intelligenz sogar weitaus bedeutender sein als der Intelligenzquotient. Das individuelle Fachwissen und der Intelligenzquotient fließen nur zu jeweils 25 Prozent in die Bewertung eines Bewerbers ein – die Emotionale Intelligenz hingegen zu 50 Prozent. Je höher die Position in einem Unternehmen ist, desto stärker gewinnen fachübergreifende Kompetenzen an Bedeutung.

Im modernen Arbeitsprozess koordinieren und fördern Führungskräfte die individuellen Ressourcen ihrer Mitarbeiter. Sie versammeln unterschiedliche Talente und Persönlichkeiten um sich, die den Erfolg des Unternehmens auf allen Ebenen gewährleisten. Der Führungskraft obliegt es, Verantwortlichkeiten festzulegen, unterschiedliche Energien zu bündeln und verbindliche Ziele zu entwickeln. Emotionale Intelligenz kann die Bewältigung dieser Aufgaben entscheidend fördern und besser voranbringen.

Emotionale Intelligenz ist kein Schicksalsgeschenk, sondern eine Kombination von Einzelfähigkeiten, die erlernbar sind. Sie umfasst alle Bereiche, die zur Verarbeitung von inter- und intrapersonellen Informationen notwendig sind. Der Einsatz von Emotionaler Intelligenz lässt sich fortwährend verfeinern und eröffnet Führungskräften und Mitarbeitern wertvolle Vorteile. [25]

Emotionale Intelligenz führe zu Erfolg im Leben und Beruf. Zu dessen Popularisierung hat insbesondere *Daniel Goleman*, US-amerikanischer Journalist, beigetragen. Danach setzt sich Emotionale Intelligenz aus fünf Kompetenzen zusammen:

1. Merkmal Emotionaler Intelligenz:

Selbstwahrnehmung ist die Fähigkeit eines Menschen, seine Stimmungen, Gefühle und Bedürfnisse zu verstehen und zu akzeptieren. Die genaue Kenntnis der eigenen Persönlichkeit umfasst hierbei auch die Kompetenz, die Wirkung des eigenen Handelns auf andere objektiv einzuschätzen.

2. Merkmal Emotionaler Intelligenz:

Selbstregulierung bedeutet das planvolle Handeln in Bezug auf betriebliche Faktoren wie Zeit und Ressourcen. Eigene Gefühle und Bedürfnisse werden der Situation angemessen gehandhabt und der konkreten Zielvorgabe untergeordnet.

3. Merkmal Emotionaler Intelligenz:

Empathie erbringt die Fähigkeit, emotionale Befindlichkeiten anderer Menschen wahrzunehmen und adäquat zu reagieren. Im beruflichen Kontext gilt es, auch unausgesprochene Bedürfnisse von Mitarbeitern und Kunden zu befriedigen und entstehende Konflikte frühzeitig zu erkennen und zu beheben.

4. Merkmal Emotionaler Intelligenz:

Motivation soll die Fähigkeit beinhalten, sich selbst und andere für konkrete Aufgaben zu begeistern. Die genaue Kenntnis der eigenen Persönlichkeit und der Potenziale und Bedürfnisse der Mitarbeiter ermöglicht es, erfolgreiche Motivationsanreize zu schaffen.

5. Merkmale Emotionaler Intelligenz:

Soziale Kompetenz soll vorhanden sein, um im beruflichen Kontext Kommunikationsstrukturen zu entwickeln, Kontakte zu knüpfen und tragfähige Beziehungen aufzubauen. Dies schließt das innerbetriebliche Beziehungsmanagement ebenso ein wie die Netzwerkpflege. [26a]

Diese fünf Punkte lassen sich tatsächlich auf den Anforderungskatalog der medizinnahen Berufe zentrieren; dazu gehören Mitgefühl, Kommunikationsfähigkeit, Menschlichkeit, Takt, Höflichkeit u.ä. *Johann Wolfgang von Goethe* sprach von "Herzensbildung". [26b]

Die morphologischen Grundlagen entstammen der funktionellen Hirnforschung, die sich der neueren Kognition widmet. Dabei wurden Gehirnzellen mit dem Drang zur Imitation entdeckt, die man nun „Spiegelneuronen" nennt. Grundlage der Untersuchungen waren Primaten-Kontrollen. Hirnströme wurden messbar, wenn der Affe eine Erdnuss griff. Diese Ströme konnten aber auch abgeleitet werden, wenn die Aufmerksamkeit des Makaken auf die Pflegerhand gerichtet war. [27]

Bisher hatte die Wissenschaft an eine strikte Arbeitsteilung der grauen Zellen geglaubt: Der Organisationsplan des Gehirns ist mit Kognition zu einem anderen Stellenwert gekommen. Es gibt nach dieser Auffassung nicht mehr lineare Fortleitung der kognitiven Elemente und Schaltungen. Vielmehr gehen die Wissenschaftler davon aus, dass das Gehirn einem Resonanzbereich ähnelt, in dem alle potentiellen Reize gesammelt und dann zu einem komplexen Muster geführt werden.

Daraus ist abzuleiten, dass nicht nur die Sprache, sondern vor allem Gestik und Mimik des Handelnden auf den Rezipienten einwirken. Dieser erfasst mithin das, was er „ganzheitlich" nennen könnte.

Das ist von Nutzen für die Darstellung, zu der sich der Arzt, der nicht-ärztliche Heil- und Pflegeberufler und der Helfende bringt: Die „aura curae" des Patienten wird uneingeschränkt beeinflusst, wenn den Handelnden dieser Ansatz gelingt. Mittel und Wege zu den dafür notwendigen Übungen geben die Neuro-lingualen Programme. Sie gehören damit zu den täglich gebrauchten Arbeits-Voraussetzungen der medizinnahen Berufe.

Wo genau und in welchen Bereichen des Gehirns die Multitalente zu finden sind, ist noch immer unklar. Doch mit dem Fortschritt der Bild gebenden Verfahren nimmt die neuronale Landkarte mehr und mehr Gestalt an. Heute liefern Kernspintomografen, die die Aktivität ganzer Hirnareale abbilden, in Minutenschnelle Hinweise auf ihren Aufenthaltsort: Spiegelneuronen sitzen sowohl im Prämotorischen Kortex, der für Bewegungen zuständig ist, als auch im Insularen Kortex, wo Gefühle wie Ekel verarbeitet werden, und im Sekundären Somatosensorischen Kortex, der Berührungen registriert. Wahrscheinlich sind Spiegelneuronen auch in anderen Hirnregionen zu finden: Spiegelzellen sind in der Lage, die ganze Palette menschlicher Gefühle zu imitieren: Freude und Trauer, Furcht und Angst. „Tatsache ist: Wir haben ein ziemlich soziales Gehirn", heißt es bei den Forschern. [28]

Und doch gibt es Menschen, die auch das grausamste Gemetzel kalt lässt. Während der ganze Kinosaal angesichts verstümmelter Leichenteile entsetzt aufschreit, lümmeln sie sich teilnahmslos im Sessel. Wie ist das zu erklären?

Vielleicht, so vermuten die Forscher, sind bei diesen Menschen die Spiegelneuronen kaum aktiv. Oder sie liegen womöglich völlig lahm.
Normalerweise machen sich die Spiegelneuronen bereits im Gehirn von Säuglingen ans Werk. Sie feuern beim Anblick von Gesten und Gesichtsausdrücken – auch wenn die Kinder selbst noch gar nicht in der Lage sind, diese auszuführen. Das Aktivitätsmuster der Spiegelneuronen kann dabei gespeichert und bei Bedarf abgerufen werden. Das könnte erklären, warum mancher kleine Mensch, der zum ersten Mal aufs Fahrrad steigt, gleich in die Pedale tritt. Diese bedeutungsvollen Erkenntnisse stehen übrigens nicht im Widerspruch zu der ,Hemisphärentheorie'. Sie stärken die Bereiche der emotionalen Aktivitäten der rechten Hemisphäre unseres Gehirns. Dieser vermutete Sitz der Emotionalen Intelligenz steht für komplexe, aber chaotische Ordnungsmuster. **[29]**

Heute ist die Hemisphärentheorie aber äußerst umstritten. Nach der Hemisphärentheorie ist das Großhirn in zwei Hemisphären untergliedert. Der linken Hemisphäre kommt die Aufgabe des begrifflichen Denkens zu. Sie verarbeitet Informationen nacheinander und denkt logisch und final. Außerdem speichert die linke Hemisphäre Vorgänge, die regelmäßig ablaufen und sorgt dafür, dass alltägliche Handlungen (wie z. B. Essen, Waschen usw.) nicht immer wieder neu gelernt werden müssen.

Das Modell selbst hat aber seine Bedeutung erhalten. Die rechte Hemisphäre kümmert sich um das bildliche Denken. Sie verarbeitet Informationen gleichzeitig und ist analog. Die rechte Hemisphäre verhindert einen Schematismus in unseren Handlungen, indem sie dazu beiträgt, die Grenzen des Gewohnten zu durchbrechen. Diese Hirnhälfte hat besondere Funktionen, die mit der Komplexität aller emotional geprägter Verfahren verbunden sind. Komplexes bildet Muster.

Diese Muster sind Verständnisinseln, die man mit immer neuen Wegen verbunden versteht. Ein einmal erwirktes Muster ist als ein Cluster zu verstehen. So sieht man das Clustering eingesetzt an, da es als Technik die rechte Hemisphäre mit in den Schreibprozess einbezieht, indem Ideen und Erinnerungen assoziativ freier Lauf gelassen wird, ohne durch die Forderung einer logischen Reihenfolge eingeschränkt zu sein. Folglich ermöglicht das Clustering die Koordination und das produktive Zusammenwirken sowohl innerhalb der rechten Hemisphäre, als auch der beiden Hirnhemisphären.

Das Kind lebt weitgehend mit der rechten Gehirnhälfte (dem Unbewussten). Erst durch die Sozialisation baut sich die Macht der linken Gehirnhälfte auf (das Bewusstsein), die alle Spontaneität im Denken durch das Zensieren der Gefühle unterbindet. Das Clusterverfahren setzt freie Assoziationen gegen sterile Systematik, Bild gegen Begriff, Originalität gegen Konvention, Ganzheit gegen Detail und kindliche Originalität gegen erwachsene Routine. [30]

Für das Clustering mag die Herleitung aus der Hirnforschung als interessant erscheinen, aber sie ist kaum für Lehrende und Lernende notwendig und ergiebig. In der Lernforschung ist auch unabhängig einer Zuordnung von Gehirnhälften länger schon klar, dass unterschiedliche kognitive und emotionale Schemata mit- und gegeneinander wirken. Für eine naturalistische Ableitung von Lernerfahrungen aus Gehirnhälften gibt es bisher eher spekulative Belege, die sich nicht eindeutig rekonstruieren lassen. Eine energetische Reaktion im Gehirn erklärt ja noch keine Lernfunktion, sie hilft auch nicht, konkrete Lehr- und Lernmethoden zu entwickeln, sondern liefert zunächst nur Hinweise auf Hirnregionen und deren Aktivität.

Je nach Beobachterstandpunkt zeigte sich in den letzten Jahrzehnten dabei immer wieder, dass eindeutige Lokalisierungen schwierig sind. Abgeleitete Funktionen sind noch problematischer. Deshalb sollten Techniken wie das Clustering in ihrem Lehr- und Lernerfolg weniger aus dem Gesichtspunkt der Hirnforschung, sondern des praktischen Kommunikationserfolges betrachtet werden. Und hier erscheint das Clustering erfolgreich und sinnvoll, weil es an Erfahrungen von Lernern anschließen kann. Die gebildeten Cluster helfen Sachverhalte oder Ereignisse kognitiv zu strukturieren und besser zu behalten.
Clusterforschung ist auch Inhalt einiger Ansätze, die zur Hirnforschung neuerer Art gehören. Dies geht bis hin zur Optimismus-Kennung.

Die Stanford University School of Medicine in Palo Alto gilt als Zentrum Gelotologie (Humorforschung). Inzwischen ist die **Science of Pleasure** eine weltweit anerkannte Disziplin. In diversen Selbstversuchen wurde gezeigt, dass die Aktivität der natürlichen Killerzellen während der Lachphase ansteigt. Die Untersuchungen des Immunsystems erregten Aufsehen, weil man den Bezug zu Klienten und Patienten aus der menschlichen Entwicklung herstellen konnte: Im Alter zwischen vier und acht Wochen huscht das erste absichtliche Lächeln über das Säuglingsgesicht. Schon wenige Wochen nach der Geburt benutzt das Baby instinktiv sein Lächeln als Medium zum emotionalen Austausch mit der Mutter. Damit signalisiert es „Ich bin offen für Kontakt!". Etwa ab dem vierten Lebensmonat setzt das Lachen ein. Es entsteht zunächst über Körperkontakt, z.B. wenn die Mutter das Baby liebevoll knuddelt und dabei lustige Geräusche macht. Erst mit einem Jahr kommt es zu Lachreaktionen auf komische Ereignisse, z.B. wenn der Vater aus Spaß die Zunge rausstreckt. Wenn Kinder beim Lachen, Kitzeln oder Kichern immer wieder „noch mal" rufen, dann sehnen sie sich nach dem wohlwollenden Klima der Geborgen-und Zusammengehörigkeit. [31]

Funktionelle Hirnforschung hat gezeigt, dass im ZNS befindliche Strukturen positive Übertragungsmechanismen gestatten. Erkenntnissignale sind für die „aura curae" wichtig.

13 MEDIZINISCHE RISIKOKONSTELLATIONEN

Medizinisch pathogenetische Risiken werden eingeteilt in
- Gesundheitsrisiken – Erkrankungsrisiken und
- Behandlungsrisiken.

Als medizinische Risiken für Gesundung und Gesunderhaltung gelten
- Mangelhafte Berücksichtigung der individuellen Anamnese,
- Inkonsequente Zuwendung und Empfehlungen und
- Mangelhaft gestütztes Selbstbild des Patienten.

Andere Risiken für Klienten, Patienten und Behandler ergeben sich aus voraussetzungsorientierter, prozeduraler und deterministischer Qualität der wissenschaftlichen und praktischen Umsetzung der Ausübung von Heilberufen.

Krankengeschichten dienen nicht der Befunderhebung und Diagnose, sondern der Prognose. Das bedeutet eine gezielte Befragung des Patienten nach erinnerlichen Faktoren, die Einfluss haben können auf seinen oder den erreichbaren Gesundheitszustand. Deshalb gehört die Anamnese nicht nur in die konventionelle Medizin, sondern auch zwingend in die Maßnahmen von medizinischer und medizinnaher Salutogenese. Es versteht sich, dass besondere Vorsicht bei bio-, psycho- soziale Einflussnahmen von Klienten und Patienten mit Risikokonstellation (Beispiele sind Frauen, Patienten mit arterieller Verschlusskrankheit, Patienten unter Antikoagulation und anderen Vitalindikationen) gegeben sind. Ausschließlich zur Korrektur der ärztlichen Erwartungshaltung epikritischer Inhalte ist Anamnese auch Anteil der Diagnostik. Medizinische Salutogenese lässt ohnehin erwarten, mit dem Klienten selbst zu sprechen, um alles zu erfahren was für die Erkennung einer Gesundheitsstörung wichtig ist. Andere Fakten, wie beispielsweise das Auftreten von vermutlich vererbten Schwächen, gehören in eine Familienanamnese.

In dem Maße, in dem das Erleben der Patienten auch von Medizinischen Interventionen geprägt worden ist, sind Risikokonstellationen zu erwarten.

Deshalb gehört zur Systematisierung von medizinischen und medizinnahen Einflussnahmen eine **Risiko-gestützte medizinische Anamnestik**. Dieser Thematik haben sich im Jahre 2000 unter der Leitung der Universität Amsterdam europäische Wissenschaftler gewidmet. Sie bezogen sich exemplarisch auf Risikowerte in zahnärztlicher Praxis, weil die dort behandelten Patienten in der Regel als allgemein gesund angesehen werden. Die Bezüge zu den heilberuflichen Maßnahmen sind allerdings jederzeit auf andere, auch medizinnahe Berufe umzulegen.

Fachliche Grundlage des Anamneseprofils ist die Allgemeine Anamnese. Eine sorgfältig erhobene und befolgte Anamnese schützt den Patienten vor Gefahren und die Praxis vor Fehlern zum derzeitigen Stand des Wissens.

Die ‚European Medical Risk Related History (EMRRH)' wurde bereits im Rahmen von europäischen Pilotstudien auf ihre Validität untersucht. Dadurch konnte das Expertenwissen konsensual untermauert werden. Dabei sind die in unterschiedlichen Ländern auch unterschiedlichen Praxisbedingungen berücksichtigt worden. Daraus ergeben sich abgestufte Risiko-Werte. Die Zusammenstellung der strukturellen und prozeduralen Optionen einzelner Risiko-Stufen im Verhältnis zu ihrer Risikowertigkeit sind Richtlinien und deren tagesrelevante und erfahrene Hintergründe, die in Tableau-Form zusammengestellt werden. Sie beinhalten gleiche Kategorien bestimmter Auffälligkeitsgrade.

Die kategoriale Einteilung erfolgt nach der krankenhausüblichen Einteilung der American Society of Anaesthesiologists (ASA) mit ihren Bezügen zu körperlichen Risikozuständen (physical conditions on nitrous oxide analgesia).

Konsensuskonferenzen haben sich einvernehmlich dafür entschieden, diese bereits lange bekannte Skalierung zu benutzen.

- Der gesunde Patient ist mit ASA I bezeichnet.
- Die Klassifikation ASA II beschreibt einen „Patienten mit leichter systemischer Erkrankung, weshalb Dauer und Stress der Behandlung minimiert und ggfl. Vorsichtsmaßnahmen ergriffen werden sollten".
- Mit ASA III beschreibt die Klassifikation therapie-einschränkende „schwere systemische Erkrankungen, die auch nur eine vorsichtige Therapie erlauben".
- Mit ASA IV wird ein Patient mit lebensbedrohlicher systemischer Erkrankung klassifiziert, bei dem heilberuflichlicherseits nur eine Notbehandlung möglich ist und eine sofortige allgemeinärztliche Therapie eingeleitet werden sollte.
- Es gibt eine Klasse ASA V, die aber hier nicht in Betracht gezogen werden sollte. Sie beschreibt den multimorbiden Patienten mit einer therapieunabhängigen Überlebenszeit von nur 24 Stunden. Diese Klassifikation ist in einigen Krankenhäusern üblich.

13.2 Erfassungsdokumentation European Medical Risk Related History (Abbildung 4)

general questions:

name:
adress:
postcode and city:
date of birth:
profession:
name of GP:
name of specialist:
date:

1. Have you ever experienced medical problems or complications during dental treatment? If so, yes/no
   Nature of the complications?..
   Which dentist?..

2. Have you ever had medical problems related to the use of medication? yes/no
   Nature of the problems?..
   Which medication?..

Medical risk based on anamnesis:	ASA score	Interaction with dental treatment and preventive measures:
1..	....	....
2..	....	....
3..	....	....
4..	....	....

Updating of anamnesis (oral):	date:	date:	date:	date:	date:	date:	date:	date:	date:	date:
1. Have you seen your GP or specialist in the last year? Nature of the complaints:....................	yes/no	yes/no	yes/no	yes/no	yes/no	yes/no	yes/no	yes/no	yes/no	yes/no
2. Have there been any changes in your state of health in the last year?	yes/no	yes/no	Yes/no	yes/no	yes/no	yes/no	yes/no	yes/no	yes/no	yes/no
3. Has there been any change in your medication in the last year?	yes/no	yes/no	yes/no	yes/no	yes/no	yes/no	yes/no	yes/no	yes/no	yes/no

Die Abbildung zeigt den Gesundheitsfragebogen der Patienten/Klienten-Handakte, variiert nach dem Bedarf der täglichen Arbeitspraxis. Die Tableaus der Abbildungs-Darstellung sind für die zahnärztliche Praxis aufgestellt. Sie können als Richtschnur für die Umstellung auf andere Heilberufe dienen. In dieser Form und diesem Inhalt wurde sie aber von der EMRRH-Sitzung für die zahnärztliche Praxis eingerichtet. Das Deckblatt diente der Abteilung Pathologie und Innere Medizin des Akademischen Zentrums der Zahnheilkunde, Amsterdam (ACTA), zur Longitudinalkontrolle der zu den Anamnese-relevanten Vorstellungsterminen der Patienten (ABRAHAM-INPIJN 1993).

Für den allgemeinen Einsatz in der zahnärztlichen Praxis ist die Anamnese gegenüber anderer Praxen vereinfacht worden. Die beiden Allgemeinen Fragen beziehen sich auf den Stand der Erstuntersuchung. Dabei geht es um dem Patienten bekannte Risiken im Zusammenhang mit Besuchen der Zahnarztpraxis und mit Medikationen. Die vier Zeilen im Kasten sind zur Eintragung von Risiko-Anamnese, dazugehörender ASA-Skalierung und den für die Praxis daraus resultierenden Konsequenzen. Dieser Fragebogen ist zum Zeitpunkt der Abfassung dieser Arbeit bereits 30 Jahre im Einsatz. Er wird sowohl von den zuständigen (Zahn-)Ärzten, als auch von den qualifizierten Mitarbeiterinnen geprüft und zur Allgemeinen Anamnese bezogen.

Die Patienten geben zum Zeitpunkt der jeweils neuen Erhebung der Allgemeinen Anamnese (bei bekannten Patienten in der Regel alle 6 Monate, bei neuen Patienten, oder solchen, die nach einem Jahr erst wieder zur Vorstellung kommen) einen Medikations-Status ihres behandelnden Hausarztes ab, der in der Praxis aufbewahrt wird. Dieser beinhaltet Feststellungen zum Präparat, zur Dosierung und zur Indikation. Außerdem ist aus dem Medikations-Status die Art und Systematisierung der medizinischen Versorgung erkennbar (Präventionsprogramm, Chronikerprogramm, Akutprogramm).

Column 1 — Yes | No | ASA

1. Do you experience chest pain upon exertion? If so, — 0 0 II
   - Are your activities restricted? — 0 0 III
   - Have the complaints increased recently? — 0 0 IV
   - Do you have chest pain at rest? — 0 0 IV

2. Have you ever had a heart attack? If so, — 0 0 II
   - Are your activities restricted? — 0 0 III
   - Have you had a heart attack in the last 6 months? — 0 0 IV

3. Do you have a heart murmur, or heart valve disease, or an artificial heart valve? — 0 0 II
   - Have you had heart or vascular surgery within the last 6 months? — 0 0 II
   - Have you ever had rheumatic heart disease? — 0 0 III
   - Are your activities restricted? — 0 0 III

4. Do you have heart palpitations without exertion? — 0 0 II
   - Do you have to rest, sit down or lie down during palpitations? — 0 0 III
   - Are you short of breath, or pale or dizzy at these times? — 0 0 IV

5. Do you suffer from heart failure? If so, — 0 0 II
   - Are you short of breath lying flat? — 0 0 III
   - Do you need two or more than 2 pillows at night due to shortness of breath? — 0 0 IV

6. Have you ever had high blood pressure? — 0 0 II

7. Do you have a tendency to bleed? If so, — 0 0 II
   - Do you bleed for more than one hour following injury or surgery? — 0 0 III
   - Do you suffer from spontaneous bruising? — 0 0 IV

Column 2 — Yes | No | ASA

8. Have you ever had a stroke? If so, — 0 0 II
   - Have you had the stroke within the last 6 months? — 0 0 III

9. Do you have epilepsy? If so, — 0 0 II
   - Is your condition getting worse? — 0 0 III
   - Do you continue to have attacks? — 0 0 IV

10. Do you suffer from asthma? If so, — 0 0 II
    - Do you use any medication and/or inhalers? — 0 0 III
    - Is your breathing difficult today? — 0 0 IV

11. Do you have other lung problems or a persistent cough? If so, — 0 0 II
    - Are you short of breath after climbing 20 steps? — 0 0 III
    - Are you short of breath getting dressed? — 0 0 IV

12. Have you ever had an allergic reaction to penicillin, aspirin, adhesive plasters or anything else? If so, — 0 0 II
    - Did this require medical or hospital treatment? — 0 0 III
    - Was it during a dental visit? — 0 0 IV
    - What are you allergic to?.............................

13. Do you have diabetes? — 0 0 II
    - Are you on insulin? If so, — 0 0 II
    - Is your diabetes poorly controlled at present? — 0 0 III

14. Do you suffer from thyroid disease? — 0 0 II
    - Is your thyroid gland underactive? — 0 0 III
    - Is your thyroid gland overactive? — 0 0 IV

15. Do you suffer from liver disease? — 0 0 II

16. Do you have a kidney disease? If so, — 0 0 II
    - Are you undergoing haemodialysis? — 0 0 III
    - Have you had a kidney transplant? — 0 0 IV

Column 3 — Yes | No | ASA

17. Have you ever had cancer or leukaemia? If so, — 0 0 II
    - Did you receive drug therapy or a bone marrow transplant for this? — 0 0 III
    - Have you ever had X-ray treatment for a tumour or growth in the head or neck? — 0 0 IV

18. Are you suffering from an infectious disease at this moment? — 0 0 II
    - If so, which disease.................................

19. Do you suffer from hyperventilation? — 0 0 II

20. Have you ever fainted during dental or medical treatment? — 0 0 II

21. Do you need antibiotic prophylaxis before dental treatment? — 0 0 II

22. Are you on any medication at present prescribed or otherwise?
    - for a heart complaint? — 0 0
    - anticoagulants? — 0 0
    - for high blood pressure? — 0 0
    - aspirin or other painkillers? — 0 0
    - for an allergy? — 0 0
    - for diabetes? — 0 0
    - prednisone, corticosteroids (systemic or topical)? — 0 0
    - drugs against transplant rejection? — 0 0
    - drugs against skin, bowel or rheumatic disease? — 0 0
    - for cancer or blood disease? — 0 0
    - penicillin, antibiotics or antimicrobials? — 0 0
    - for sleeping disorder, depressive condition or anxiety state? — 0 0
    - have you ever used creative drugs? — 0 0
    - anything else? — 0 0

23. Women only, please reply: Are you pregnant? — 0 0 II

13.2 Detaildokumentation EMRRH (Abbildung 5)

Die Abbildung zeigt die Papierform des Risiko-Fragebogens der EMRRH-Konsensuskonferenzen. 23 Frageblöcke sind für die Abfrage der Behandlungsrisiken einer ambulanten Praxis vorbereitet. Die Vertikal-Einzeichnungen beziehen sich auf die Markierung von Ja/Nein-Antworten und die ASA-Kürzel. Der Fragebogen existiert auch in digitalisierter Form.

Ein wichtiger Hinweis zum Gebrauch von EMRRH-Risiko-entscheidenden Fragestellungen ist vonnöten. Zur Textstraffung ist der Fragebogen so formuliert, dass man bei Beantwortung einer Eingangs-gedruckten Frage mit "Nein" (er/sie) die ergänzenden Fragen übergehen kann. Dies bedeutet, dass der Patient für das spezifische Problem als gesund (ASA I) angesehen werden kann. Wenn der Patient mit "Ja" (ASA II) auf eine Eingangs- oder fettgedruckte Frage antwortet, soll er/sie auch die ergänzenden Fragen des Tableaus beantworten, um eine genauere Risikoabschätzung zu ermöglichen.

Beispiele: Ja Nein ASA-Bewertung

Hatten Sie je einen Herzinfarkt?   Wenn ja X - II
Müssen Sie Ihre Belastungen einschränken?   X - III
Hatten Sie einen Infarkt in den letzten 6 Monaten?   X IV

Daraus ergibt sich der Risiko-Wert III.

Haben Sie Bronchial-Asthma?   Wenn ja: X - II
Haben Sie heute Atmungsprobleme?   X - III

Aus dieser Frage ergibt sich der Risiko-Wert I, weil die Eingangsfrage mit Nein beantwortet wurde. Es bestehen hier keine Einschränkungen für (zahn-)ärztliche Behandlungen.

Aus praktischen Gründen ist hier die Bewertung mit IV nicht erwähnt, weil ein solcher Patient wegen eines schweren Asthmaanfalls nicht eine ambulante Praxis aufsuchen wird. Der Fragebogen ist in seiner überarbeiteten Form von 17 unterschiedlichen Sprachen (Konsensuskonferenzen des Council EMRRH) einer Kontrolle unterzogen worden.

Form und Aussage waren Inhalt der Konsensuskonferenzen des Council EMRRH. Der Fragebogen beinhaltet 23 Basis-Fragestellungen an den Patienten und ihre Erweiterungen.

Die nach den JA- NEIN-Spalten aufgeführte Kennung gibt den Hinweis auf die ASA-Kürzel.

13.3 Umgang mit Risiken aus der Palette von komplementären Verfahren

Die Kenntnis von wissenschaftlichen Grundlagen der Heilberuflichkeit beinhaltet vor allem die Maßnahmen von Einengung der Belastbarkeit der Patienten durch ihre Biologie, ihre Psyche und ihre soziale Stellung in ihrer Umgebung.

Jeder Heilberuf hat daher sowohl andere Risikokonstellationen, als auch Risikostufen. Risiken der Therapie berühren alle medizinnahen Handlungen.

Von Risiken, oder dem Anschein nach im Diagnostik- und Therapie-Repertoire integrierten risiko-armen Methoden sind vor allem komplementärmedizinische Verfahren betroffen. Sie werden (durch das US-National Institute of Health) in vier Gruppen eingeteilt, die sich teilweise überlappen. Zu ihnen gehören:

- Verfahren, die Naturprodukte wie Kräuter, Nahrungsmittel und Vitamine und Spurenelemente benutzen lassen oder Diäten empfehlen, deren Wirksamkeit wissenschaftlich derzeit nicht erwiesen ist,

- Verfahren, welche die Einheit von Körper und Geist postulieren und die Wechselwirkungen zwischen Körper und Geist nutzen wollen. Dazu gehören in der biologischen Medizin unter anderem ‚Meditations'-Methoden, Yoga, ‚Tai-Chi', Entspannungstechniken und Körpertherapien wie ‚Feldenkrais' und ‚Alexandertechnik'. Einige dieser Verfahren können im Rahmen der Psychotherapie als Methoden evidenzbasiert sein,

- Manuelle Verfahren, wie Massage, Chirotherapie und Osteopathie, sowie

- Andere Verfahren, bei denen „Energiefelder" – im weitesten Sinne physikalisch erklärt – wirken sollten. Von Interesse ist, dass diese an herkömmliche Verfahren adaptiert sind. Zu den alternativ- und komplementärmedizinischen Methoden sollen ‚Therapeutic Touch' und ‚Reiki' gehören. Von historischer Bedeutung ist, dass diese sehr alten – und auch christlichen – Riten entlehnt sind (‚Handauflegen').

Komplementären und alternativen heilberuflichen Methoden wird häufig der Vorwurf gemacht, dass sie Klienten und Patienten als die Empfänger daran hindern, konventionelle evidenzbasierte Medizin zu bevorzugen. Das bedeutete, die Betroffenen allein ihren persönlichen Risiken auszusetzen.

Therapiefreiheit bedeutet nicht Therapiebeliebigkeit.

Jeder Patient hat Anspruch darauf, mit nachweislich wirksamen Arzneimitteln behandelt zu werden, wie umgekehrt der Arzt und der medizinnahe Heilberufler die Pflicht hat, auch die Richtigkeit seines Tuns unter Beweis zu stellen. Anhänger von medizinischen Außenseitermethoden und Neulandbehandlungen müssen darüber hinaus die konkurrierenden Verfahren der konventionellen Medizin sowie die in ihnen evidenten wissenschaftlichen Grundlagen der eigenen Heilmethode kennen. Die Sachkunde über die Schulmedizin muss sogar so weit gehen, dass der Heilberufler genau zu wissen hat, wie die konventionelle evidenzbasierte Medizin einen Kranken im konkreten Einzelfall behandeln würde. Der Patient, der sich der Behandlung eines Mediziners anvertraut, muss alle Umstände seines ‚Falles' kennen.

Es besteht eine Wechselwirkung zwischen Therapiewahl und Aufklärungspflicht.

Das Risiko eines körperlichen Schadens ist bei sinnfällig angewendeten heilberuflichen Maßnahmen gering. Bei der Ergotherapie treten so direkte Risiken und Komplikationen wie Verletzungen und andere körperliche Schäden nur sehr selten auf. Die Aufgabe des Therapeuten ist allerdings, mögliche Belastungsgrenzen des Betroffenen zu erkennen und die Therapie entsprechend anzupassen.

Ergotherapie gelingt nur durch Motivation und Einsatz des Erkrankten. Die Therapie fordert den Betroffenen – unter Umständen ist ein Gefühl der Überforderung möglich, da oft die Krankheit selbst schon eine starke Belastung darstellt und die Ergotherapie ein hohes Maß an Mitarbeit von ihm abverlangt. Vor allem bei einigen psychischen Erkrankungen können das Leiden selbst oder die Einnahme starker Medikamente den Therapieablauf und den Behandlungserfolg beeinträchtigen. In diesem Fall besteht die Gefahr von Frustration, Rückzug und mangelnder Mitarbeit. Der Ergotherapeut reagiert darauf, indem er auf die Situation des Betroffenen eingeht und eventuell die Therapieziele neu festlegt.

Belastungen, die durch Maßnahmen der Physiotherapie auf den Körper eines Patienten ausgeübt werden, sollten auch den entsprechenden Kapazitäten des Patienten entsprechen. Ist dies nicht der Fall, so kann es nach physiotherapeutischen Maßnahmen beispielsweise zu funktionellen Störungen im Muskelmetabolismus kommen. Werden entsprechende Vorsichtsmaßnahmen in der Physiotherapie nicht eingehalten, so kann es bei einer Person mit instabiler Körperhaltung außerdem während des Durchführens gymnastischer Übungen zu Sturzverletzungen kommen. Auch Blutergüsse könnten unter besonderen Umständen (nicht allein im Rahmen einer medikamentösen Intervention) eine Folge von nicht sachgemäß durchgeführten Maßnahmen in der Physiotherapie sein.

Zu Schädigungen kann es des Weiteren etwa kommen, wenn ein Patient nach einer Knochenverletzung wenig Eigenverantwortlichkeit zeigt und den verletzten Körperbereich stärker belastet als ihm während einer Physiotherapie vermittelt wurde. Dies kann unter anderem zu einer Verschlimmerung der Knochenschädigung führen.

Nebenwirkungen können im Rahmen einer Physiotherapie Massage- oder Drainagetechniken angewandt werden. Ist der Körper nicht ausreichend auf die Massage vorbereitet oder erfolgt ein Massagegriff in nicht sachgemäßer Weise, können schmerzhafte Verspannungen die Folge sein.

Schäden durch Falschbezeichnung

In Medizin und im Medizinnahen gibt es Verständnisschwellen, die leider häufig zu Komplikationen führen. Dazu zählen

- Ungeordnete Semantiken,
- Bewusste Verklärungen von prognostischen Einzelheiten,
- Erklärungsversuche aus der Rechtssprache ohne Bezug zum betreffenden Stand des Wissens,
- Wissenserläuterungen aus fremden Wissenskulturen oder fremden Wissenschaften ohne vergleichenden Bezug zur gültigen Semiotik,
- Nicht verständnisgerecht erklärte Zusammenhänge von Befunderhebung, Therapie und Nachsorge (incl. der Vorsorgemöglichkeiten),
- Bewusste Auslassungen von Faktenwissen und
- Mentale Überbrückungsversuche rationaler Abfuhr.

Das Zustandekommen und damit die Wirksamkeit einer heilberuflichen Leistung ist nur dann sinnvoll, wenn die beteiligten Personen übereinstimmend dasselbe wollen. Das beinhaltet, wenn sie es konsensual fremd bezeichnen, dass dies dokumentiert werden muss. Wenn sie es jedoch falsch bezeichnen, weil ein Erklärender seinen Willen unrichtig zum Ausdruck gebracht hat, ist das partnerschaftliche Verständnis zwischen Heilberufler und Patient falsch.

Derartige Vorkommnisse bringen langzeitige Erklärungsnöte.

Das Ausweichen vor einer einverständlichen Diagnostik und Therapie ist unter Umständen mit der Einholung weiterer klinischer Ratschläge verbunden.

Die so genannte Zweite Meinung

Neben Diagnostik und Behandlung stellt die Beratung eine der wichtigen Aufgaben großer Kliniken dar. Insbesondere Patienten mit Tumorerkrankung oder vor einer geplanten Operation holen an einem entsprechenden Kompetenzzentrum eine sogenannte „Zweite Meinung" ein. Im Rahmen einer persönlichen Vorstellung werden hierbei bereits erhobene Befunde nochmals bewertet und gegebenenfalls ergänzt. Ihre Bedeutung wird den Betroffenen – und falls gewünscht ihren Angehörigen – ausführlich, genau und ohne Zeitdruck erläutert. Das hat allerdings im Einverständnis mit den Betroffenen zu erfolgen. Ärztlichen und nicht-ärztlichen Heilberuflern wird damit gestattet und möglich, zugunsten der Patienten zusätzliches Wissen über die anstehende Problematik einzuholen. Ebenso werden auch die sich hieraus ergebenden unterschiedlichen Behandlungsmöglichkeiten besprochen und erklärt. Da die Entscheidung zu einer bestimmten Therapie häufig lebenslange Konsequenzen mit sich bringt, ist das Einholen einer „Zweiten Meinung" in solchen Fällen häufig eine wichtige Bestärkung der persönlichen Sicherheit der Patienten.

Das Einholen einer Zweiten Meinung ist besonders angezeigt,

- Wenn bei bestimmten Zuständen mehrere diagnostische und Therapiewege bzw. Behandlungsmöglichkeiten in Frage kommen, die Situation also nicht eindeutig zu beurteilen ist.
- Wenn der Klient oder Patient unsicher sind, welche in Aussicht gestellten und angebotenen Therapiemöglichkeiten die richtige ist.
- Wenn die Betroffenen unsicher sind, ob die Empfehlungen einer ärztlichen Kompetenz Arztes der „besten Behandlung" entsprechen.
- Wenn der bisher behandelnde Arzt kein ausgewiesener Spezialist für das persönliche Krankheitsbild zu sein scheint. Unter den Standpunkten und Blickwinkeln der Medizinethik sind derartige Behauptungen allerdings sorgfältig zu prüfen.
- Wenn von Therapiemöglichkeiten berichtet wird, mit denen der jeweilige Professionelle zum Zeitpunkt der Planungen nicht vertraut ist, oder der Patient sich über neue diagnostische und Behandlungsansätze informieren will, die sich noch im Versuchsstadium befinden. Dabei gilt das Primat der ersten Untersuchung und ihrer anerkannten Inhalte.

Interaktions-‚a-symmetrie' zwischen Heilberufler und Klienten / Patienten

- Klienten und Patienten sind in der Regel medizinische Laien.
- Heilberufler haben in der Regel keine Ausbildung in professionsethischer Grundkompetenz, was beinhaltet, dass sie nicht mit Vermittlungsproblemen konfrontiert wurden.
- Daraus ergibt sich, dass die Interaktion zwischen Patient und Heilberufler schwierig ist.
- Wenn der Heilberufler auf Expertenwissen ausweicht, wird er theoretisch.
- Wenn der Heilberufler auf reine Instruktion ausweicht, gibt er einem Lehrverhältnis Vorschub. Nicht jeder Mensch ist schulisch orientiert.
- Klient und Patient müssen im medizinischen Bereich bedeutende Entscheidungen treffen, die sogar über ihren ursprünglichen Lebensentwurf oder ihren Lebensstil hinausgehen.
- Es sind also Vermittlungsprobleme zwischen den Partnerschaftlichkeiten zu bewältigen.
- Dieses Streben führt hauptsächlich nur mit Verständnis Aller, also der Heilberufler und der Patienten gemeinsam, zum Ziel.
- Dazu gehört allerdings eine strenge Konzentration auf die individuellen Gegebenheiten, damit der Patient sein Selbstbild empfinden und begreifen kann.
- Falsches oder unzureichendes Verstehen verhindert die zur Heilberuflichkeit nötigen Interaktionen mit dem Patienten. Nur ein Vertrauensverhältnis nach Maßgabe des realen Bezuges schafft es, die Leistungswürdigkeit beider Partner zu erhalten.

14 HILFE- UND PFLEGEZUWENDUNG

An der vordersten Stelle von Hilfe und Pflege steht die Summation zum positiven Approach und der Summation der Reize mit häufigem Wiederholen des Programms. Hilfe und Pflege erschöpfen sich nicht hauptsächlich in verbaler Kommunikation. Taktile Stimulation gehört wie das Handauflegen zum Zuwendungssupport. Neben einem wärmenden Effekt vermittelt es soziale Nähe und wirkt dadurch beruhigend. Mehrere ‚alternativmedizinische Heilmethoden' (biblische Berührung, Therapeutic Touch, Reiki) benutzen dieses als Technik, in der behauptet wird, dass von den Händen ausgewählter Menschen nicht näher bestimmbare Energieströme ausgehen würden. Körperliche Berührungen können Angstzustände, Schmerzen und Erschöpfung bei Patienten lindern. Einige Studien haben sich mit der Wirkung solcher Berührungen auf chronische Schmerzen befasst.

Verbale Stimulation vereinbart sich mit visueller Stimulation. Beide empfehlen sich gemeinsam für den intensivierten Kontakt mit dem Patienten. Physiotherapeutische Interventionen können mit vorsichtiger Mobilisation und stretching eingeleitet werden. Während das passive Bewegen des Patientenkörpers zu Kontrakturen, Überdehnungen und Mikrotraumen führt, ist Anleitung zu aktiver Bewegung von Gelenken zielführend, um psychische Entlastungen herbeizuführen.

Werden medizinische, medizinnahe, pflegerische und helfende Interventionen mit ungewohnten Rhythmen ausgestattet, ist die korrigierbare Phase innerhalb des Kontaktbereiches zwischen Heilberuflern und Patienten gefährlich unterbrochen. Das ‚timing', also die Pünktlichkeit innerhalb der Partnerschaftlichkeit zwischen Heilberuflern und Betroffenen, ist die Quelle für das Ziel von sinngerichteter Zuwendung, der Akzeptanz und der Compliance. Timing ist keine Kenngröße, aber gehört zur erfolgreichen Zuwendung, wie die Pünktlichkeit als Höflichkeit.

Das zeigt eine Studie der ‚Universities of Essex and Oxford' in 2010. Die Autorinnen untersuchten das timing im Rhythmus der Nahrungsgabe an Säuglingen und kamen anhand ihrer Studie zu dem Ergebnis, dass der **beständige Rhythmus** des Stillens (nicht etwa der Unterschied zwischen Mutterbrust und Flasche) und der Pflege wesentlich förderlicher, sogar für die Entwicklung des IQ der Kinder sei, als ohne diesen festgelegten und gehaltenen Rhythmus. [32]

Dies zeigt die erhebliche Bedeutung von rhythmischer Stetigkeit in dem Umgang innerhalb der Partnerschaftlichkeit zwischen medizinnahen Berufen und Patienten. Verhaltenshöflichkeit gehört zu allen Dienstleistungen, so auch zum Heilberuf. Darin ist Achtsamkeit vor dem Klienten und Patienten enthalten. Gründlichkeit gehört in alle heilberuflichen Vorhaben und Pünktlichkeit zu heilberuflichen Pflichten.

Der Bezug zu der Hilfeleistung und Pflege bei stationären Aufenthalten spiegelt deshalb die grundsätzlichen Forderungen an die Lebens-Höflichkeit wider: Der Klient / Patient, der sich in heilberuflicher Sorge befindet, hat ein reges Zeitempfinden und markiert auf diese Weise seine Erwartungen. Erwartungshoffnung und Erwartungsängste sind darin enthalten. Von beiden lebt der Klient / Patient in der medizinischen und medizinnahen Gesundungsförderung.

15 SCHRIFTTUM

Die zum Fließtext allein bezogenen und daher zu ihm gehörenden Publikationshinweise sind im Text berücksichtigt. Die Publikationen, die mehrfach zitiert werden, sind hier aufgelistet:

[1] Krankenhäuser http://de.wikipedia.org/wiki/Krankenhaus [2012-03-26 letztmalig abgenommen]

[2] Carol P (2010): Die Geschichte der Krankenpflege 500-1500. forum Pflegeseitenverbund. www.Pflegenetz.de [2012-03-26 letztmalig abgenommen]

[3] Rechtsauffassung http://www.vpka-bw.de/cms/fileadmin/pdf/ambulant-oder-stationaer.pdf [2012-04-26 letztmalig abgenommen, derzeit keine Aktualisierung]

[4] Antonovsky A & Franke A (Hsgb.) (1997): Salutogenese. Zur Entmystifizierung der Gesundheit. dgvt-Verlag, Tübingen. ISBN 3-87159-136-X

[5] Bengel J, Strittmatter R, Willmann H (II-2001): Was erhält Menschen gesund? Antonovskys Modell der Salutogenese – Diskussionsstand und Stellenwert. Bundeszentrale für gesundheitliche Aufklärung, Köln. ISBN 3-933191-20-3.

[6] Schüffel, W., Brucks, U., Johnen, R. (Hrsg.1998): Handbuch der Salutogenese. Ullstein Medical, Wiesbaden. ISBN 3-86126-167-7

[7] Wydler H., Kolip P., Abel T. (Hrsg.2000): Salutogenese und Kohärenzgefühl - Grundlagen, Empirie und Praxis eines gesundheitswissenschaftlichen Konzeptes. Juventa, Weinheim/München. ISBN 3-7799-1414-X

[8] Spranger H (2009): Stiftung Naturheilkunde und Erfahrungsmedizin. Impulsreferat 18.11.2009 Zürich. Publikation in Spranger H & Hommel H R: Erster Projektbericht 2009 aus der Skizze „Gesundheit in Lebensentwurf, Lebensplanung und Lebensstil". Grin Verlag München. ISBN 978-3-640-52223-1

[9] Destat dapd (2011): Krankenhäuser – Erstmals mehr als 18 Millionen Patienten. Dtsch Ärzteblatt 108(34-35): A-1770

[10] Hill A B (1937): Principles of Medical Statistics. London The Lancet. Stat Probe http://statprob.com/encyclopedia/AustinBradfordHILL.html [abgenommen 2011-08-20]

[11] Leiber B & Olbrich G, Adler G (Hrsg.) [Neubearbeitung 8. Aufl. 1996]: Die klinischen Syndrome. Syndrome, Sequenzen und Symptomenkomplexe. Urban & Schwarzenberg. ISBN 3-541-01718-2 (Gesamtausgabe aus 2 Bänden)

[12] Nolte O (2009): Autogene Vakzination bei therapieresistenten bakteriellen Infektionen. Chemotherapie Journal 18(1): 18-23

[13] Mangold G (1952): Betrachtungen zu epidemiologischen Untersuchungen über die Wiesbadener Poliomyelitis-Epidemie 1950. Zeitschrift Hygiene 134: 430-461

[14] Brehm K E G (2010): Homologe und heterologe Schutzwirkung von MKS-Serotyp-A-Vakzinen und Etablierung der fetalen Ziegenzungenzellinie zur Isolation von MKSV. Veterinärmedizinische Inaugural-Diss. Freie Universität Berlin Journal Nr. 3410

[15] Stangl W (1989): Das neue Paradigma der Psychologie. Die Psychologie im Diskurs des Radikalen Konstruktivismus. Verlag Friedr Vieweg & Sohn. Braunschweig. ISBN 3-528-06342-4 Vgl. auch
http://www.stangltaller.at/STANGL/WERNER/BERUF/PUBLIKATIONEN/PARADIGMA/086INDUKTIVISMUS

[16] Hahn-Hübner M (2011): Besprechung Rituale helfen, Stress zu vermeiden. Aus: Neuroscience and Behavior Sept. http://www.fid-gesundheitswissen.de/rituale-helfen-stress-zuvermeiden/102034903/ (zuletzt abgenommen 2011-10-03) und

[17] Eilam D, Zor R, Hermish H, Szechtman H (2011): Rituals, Stereotypy. Journal of Clincal Psychology 44: 747-752

[18] Posner R (2001): Alltagsgesten als Ergebnis der Ritualisierung. Forschungsbericht Inst Phonetik & Komm Univ. Mchn. FIPKM 37: 5-24

[19] Türp J C, Sedivy R, Schlaeppi M R, Spranger H, Endler C. (2010): [Article in German] Limits and benefits of non-controlled therapy-related observations. Forsch Komplementmed. 17(6):336-42. Epub 2010 Oct 7.

[20] Shang A, Huwiler-Muntener K, Nartey L, Juni P, Dorig S, Sterne J A, Pewsner D, Egger M. : Are the clinical effects of homoeopathy placebo effects? Comparative study of placebo-controlled trials of homoeopathy and allopathy. The Lancet 2005; 366:726-32

[21] Hommel H, Penner Z & Spranger H (2005): Nachhaltigkeit der Gesundheitswissenschaften unter ärztlicher Behandlungsführung. CO'MED 11 (10): 64-71

[22] Wirth T, Ober K, Prager G, Vogelsang M, Benson S, Witzke O, Kribben A, Engler H, Schedlowski M (2011): Repeated recall of learned immunosuppression: evidence from rats and men. Brain Behav Immun. 25(7):1444-1451. Epub 2011 May 27.

[23] Exton M S, von Hörsten S, Schult M, Vöge J, Strubel T, Donath S, Steinmüller C, Seeliger H, Nagel E, Westermann J, Schedlowski M (1998): Behaviorally conditioned immunosuppression using cyclosporine A: central nervous system reduces IL-2 production via splenic innervation. J Neuroimmunol. 88(1-2):182-191.

[24] Rössler W (2005): Die therapeutische Beziehung. Springer Medizin Verlag Heidelberg. ISBN 3-540-21670-7

[25] Goleman D (2011): Übersetzung deutsch über DTV ISBN 978-3423195270 von: Emotional Intelligence. Why it can matter more than IQ. Bantam Books, New York 1995.

[26a] Savelsberg R (2011): http://www.nlpt.de/kontakt.htm (zuletzt abgenommen 2011-10-02)

[26b] Liebertz Chr (2004): Das Schatzbuch der Herzensbildung. Grundlagen, Methoden und Spiele. Aufl 5. Don Bosco Verlag. ISBN 978-3769814460

[27] Gallese V & Stamenoy M I (2002): Mirror Neurons and the Evolution of Brain and Language. Advances in Consciousness Research Vol. 42. Amsterdam & Philadelphia: John Benjamins. ISBN 80-272-5166-5 / 1-58811-242-X

[28] Keysers C, Kaas J H, Gazzola V (2010): Somatosensation in social perception. Nat Rev Neurosci 11(10): 726 ci

[29a] Miller J G (1994). "Roger Wolcott Sperry. Born August 20, 1913--died April 17, 1994". Behavioral science 39(4): 265–267. PMID 7980367. Edit

[29b] Trevarthen, C. (1994). "Roger W. Sperry (1913–1994)". Trends in Neurosciences 17 (10): 402–404. doi:10.1016/0166-2236(94)90012-4. PMID 7530876. edit

[30] von Werder L (2007): Lehrbuch des kreativen Schreibens. Marixverlag. ISBN 978-3865391483

[31] Kataria M (2007): Lachen ohne Grund. Eine Erfahrung, die Ihr Leben verändern wird. Via Nova Verlag. ISBN 978-3928632935

[32] Iacovou M I & Sevilla-Sanz A (2010): Feeding Infants to a Schedule Is Associated with Better Maternal Wellbeing but Poorer Cognitive Development: A Population-based Cohort Study. Economics and Social Research Council. ESRC-grant RES-062-23-1693, forthcoming in The European Journal of Public Health

Korrespondenzadresse
Dr.med.dent.(habil.) Dr.h.c. Heinz Spranger
Univ.-Prof. a.D. MAS MSc [Health]
Senior Medical Director Interuniversity College
for Health and Development A-Graz Castle of Seggau
mailto: Heinz.Spranger@inter-uni.net
mailto: Dres.Spranger@t-online.de
Mühlenstrasse 1 in D-26906 Dersum

Printed in Germany
by Amazon Distribution
GmbH, Leipzig

25461104R00050